Michael Anderson

Arterien- und Venenleiden erfolgreich behandeln

Arteriosklerose – Krampfadern – Thrombose

WJ Dr. Werner Jopp Verlag
Wiesbaden

1., 2., 3., 4., Auflage 1997, 1996, 1995

Die Deutsche Bibliothek - CIP-Einheitsaufnahme

Anderson, Michael:
Arterien- und Venenleiden erfolgreich behandeln : Arteriosklerose – Krampfadern – Thrombose / Michael Anderson. – Wiesbaden : Jopp, 1995
ISBN 3-926955-54-6

Umschlaggestaltung: Kreativ Design Gerd Aumann, Wiesbaden
Zeichnungen: Brigitte Braun-Dähler, Bad Schwalbach
Druck und Bindearbeiten: Druckerei Fritz Steinmeier, Nördlingen
Printed in Germany
ISBN 3-926955-54-6

Inhaltsverzeichnis

Vorwort

Was ist das höchste Glück auf Erden?
Gesund zu sein.
Ich sage nein!
Das höchste Glück auf Erden
ist, gesund zu werden!

Johann Wolfgang von Goethe

Typische Folgen ungünstiger Einflüsse

Arterien- und Venenprobleme gelten als typische Folgen ungünstiger Einflüsse der modernen Industriegesellschaft. Die Ursachen sind meist in einer falschen Ernährungsweise und zuwenig Bewegung, also insgesamt einer ungesunden Lebensweise zu suchen.

Die moderne Medizin hat eine Fülle von Techniken und Methoden entwickelt, um dem kranken Menschen bestmöglich zu helfen. Aber es gibt immer noch viele Krankheiten, die nicht geheilt, sondern lediglich gelindert werden können. Beispielhaft seien hier der Krebs, Rheuma, Allergien und die Immunschwächekrankheit Aids genannt. Zu diesen heute (noch) nicht zu heilenden Krankheiten zählen aber auch die Arterienverkalkung (Arteriosklerose) und das Krampfaderleiden.

Rechtzeitige Vorbeugung ist das beste Rezept gegen den frühen Verschleiß

Das beste Rezept gegen den frühen Verschleiß von Arterien und Venen ist daher die rechtzeitige Vorbeugung. In diesem Ratgeber erhalten Sie ausführliche Hinweise auf Mechanismen, die verantwortlich für Erkrankungen der Gefäße sind. Denn: Wer die Gefahr kennt, kann ihr auch ausweichen.

Andererseits: Leiden Sie bereits an Gefäßerkrankungen, werden Sie auch nicht „allein gelassen". Sie finden eine Reihe von Verhaltensweisen und Hilfsmitteln, mit denen die Folgen und Beschwerden des akuten Gefäßleidens gemindert werden können.

Dieses Buch soll die wachsende Zahl derjenigen Menschen ansprechen, die aktiv etwas für ihre Gesundheit tun wollen.

Gesundheit ist ein Geschenk, das gepflegt werden muß

Aber bedenken Sie bitte: Gesundheit ist ein abstrakter Begriff, der von jedem Menschen anders empfunden wird. Doch gilt es, Gesundheit als ein Geschenk zu verstehen, das zu pflegen und zu hegen ist. Gesundheit gibt es nicht auf Rezept; und die modernen Methoden der Lebensverlängerung bedeuten nicht immer eine Steigerung der Gesundheit.
Jede Dosierung, Applikation oder Therapie erfolgt auf eigene Gefahr des Benutzers. Beachten Sie bitte immer den Beipackzettel, oder fragen Sie im Zweifel Ihren Arzt, Heilpraktiker, Apotheker oder Therapeuten.

Aufbau und Funktion des Herz-Kreislauf-Systems

Das Herz, ein Muskel mit phantastischen Eigenschaften

Beim Lesen der Überschrift werden Sie vielleicht ein wenig zögern und sich fragen, „was denn das Herz mit den Krankheiten der Blutgefäße zu tun haben soll, das Herz pumpt doch das Blut nur durch die Blutadern, oder etwa nicht?"

Das Herz erhält seine Energie über das Blut

Das Herz pumpt das Blut durch unseren Körper; diese Feststellung ist korrekt und wird später noch beschrieben. Aber da ist noch mehr. Denn unser Herz benötigt für seine Arbeit eine große Menge an Energie und erhält diese über das Blut. Sind die Blutgefäße erkrankt, ergeben sich also auch Konsequenzen für die Leistungsfähigkeit des Herzmuskels.

Erkrankungen des Herzens zeigen sich in Veränderungen der Blutgefäße

Oder aber: Erkrankungen des Herzens zeigen sich in verschiedenen klassischen Veränderungen der Blutgefäße und des gesamten Körpers. Beispielhaft seien hier die geschwollenen Beine (die Beinödeme) bei einer länger bestehenden Herzschwäche genannt.

Das Herz ist die treibende Kraft in unserem Körper

Das Herz ist die treibende Kraft in unserem Körper, versorgt Organe, Muskeln und Gewebe mit Energie, also mit Sauerstoff und Kohlenhydraten (= Zucker, der Energielieferant). Gleichzeitig ist aber auch das Herz auf eine ausreichende Durchblutung angewiesen.

250 ml/Minute

Die Durchblutung des Herzmuskels beträgt bei einem 300 g schweren Herzen in Ruhe etwa 250 ml/Minute und kann bei Belastung auf das 3- bis 4fache ansteigen.

Arteriosklerose ist in den meisten Fällen die Grundkrankheit von Herzinfarkt und Schlaganfall. Die Krankheiten der Blutgefäße sind demnach auch die Krankheit des Herzens.

2,5 Milliarden Herzschläge innerhalb von 70 Jahren

Schon bei einem Embryo, noch keine 5 Wochen alt, beginnt das Herz zu schlagen, und zwar etwa 70mal in der Minute. Bei einem durchschnittlichen Alter von 70 Jahren erreicht das Herz die unvorstellbare Zahl von geschätzten 2,5 Milliarden Herzschlägen. Die Blutmenge, die in 70 Jahren durch den Körper gepumpt werden muß, ist nicht minder gigantisch: 250 Millionen Liter.

Innerhalb eines Tages werden 7200 l Blut durch den Kreislauf gepumpt

Der Mensch kann sich solche Zahlen nur schwer vorstellen. Doch wieviel Liter sind es denn an 1 Tag, innerhalb von 24 Stunden? Innerhalb 1 Minute werden etwa 5 l Blut durch den Körperkreislauf gepumpt. Dies sind in 1 Stunde 300 l, innerhalb von 24 Stunden 7200 Liter!

Die menschliche Technik hat bisher keine Maschine entwikkelt, die auch nur annähernd in der Lage ist, die beschriebene Leistung über die Zeitspanne eines Menschenlebens zu erbringen.

Bau des Herzens

Das Herz ist ein etwa faustgroßes, muskuläres Hohlorgan

Das Herz ist ein etwa faustgroßes, muskuläres Hohlorgan und das Antriebsorgan des Blutkreislaufs. Es liegt unmittelbar hinter dem Brustbein in der Brustmitte, und zwar zu zwei Dritteln auf der linken, zu einem Drittel auf der rechten Körperseite. Die Herzspitze zeigt dabei nach links unten.

Mit seinem unteren Anteil ruht das Herz auf dem Zwerchfell und ist von beiden Seiten durch Lungengewebe eingerahmt.

Das Zwerchfell sorgt für eine Mitbewegung des Herzens

Das Zwerchfell, der große Atemmuskel des Menschen, sorgt durch die gleichmäßige Auf- und Abbewegung bei der Atmung für eine Mitbewegung des Herzens in diesem Rhythmus. Durch diese „Massage" kann der Blutstrom zum Herzen gefördert werden, Atemübungen sind deshalb bei vielen Herzerkrankungen von Vorteil!

Das Herz besteht aus 2 Hälften

Das Herz besteht aus 2 Hälften, dem linken und dem rechten Herzen, mit jeweils 1 Vorhof (Atrium) und 1 Kammer (Ventrikel). Die Vorhöfe können etwa je 40 ml Blut aufnehmen, die Kammern jeweils etwa 100 ml.

Linkes und rechtes Herz sind durch eine Scheidewand von-

Das linke Herz ist kräftiger

einander getrennt. Das linke Herz ist der kräftigere Teil, weil von ihm aus das Blut in den großen Körperkreislauf gepumpt werden muß. Die linke Herzkammer hat eine annähernd runde Form, während die rechte Herzkammer eher wie ein Blasebalg geformt ist.

Das Herz ist eine Saug- und Druckpumpe

Das Herz ist eine Saug- und Druckpumpe; es drückt Blut in den großen Kreislauf, ist aber auch in der Lage, eine Sogwirkung auf das venöse System auszuüben.

Die Herzklappen – Richtungsweiser für den Blutstrom

Herzklappen steuern die Richtung des Blutstroms

Die Richtung des Blutstroms wird durch besondere Ventile, die *Herzklappen*, gesteuert. Zwischen Vorhof und Kammer sitzt zur Steuerung des Blutstroms jeweils eine Klappe (sog. Segelklappen). Im linken Herzen wird diese Klappe *Mitralklappe* genannt, in der rechten Hälfte *Trikuspidalklappe*. Am Ausgang der großen Kammern befinden sich erneut Klappen, in der linken Herzhälfte die *Aortenklappe*, in der rechten Hälfte die *Pulmonalklappe*.

Kontraktion Systole

Während eines jeden Herzschlags ziehen sich die Kammern zusammen. Dieser Vorgang wird *Kontraktion* bezeichnet bzw. beschreibt die *Systole*. Die Kontraktion (die Systole) des Herzmuskels dient dem Blutauswurf.

Pulmonalklappe

Aus der rechten Kammer wird das Blut durch die Lungenschlagader *(Pulmonalarterie)* in den Lungenkreislauf getrieben. Die Pulmonalklappe (Taschenklappe) öffnet sich dazu. Nach dem Blutausstrom schließt sich die Pulmonalklappe und verhindert so, daß Blut wieder in das Herz (in die rechte Kammer) zurückfließt.

Aorta

Aus der linken Kammer wird das Blut in die *Aorta* (= Körperschlagader) geworfen. Die Aortenklappe verhindert hier einen Rückstrom des Bluts.

Diastole

Zwischen den Herzschlägen erschlafft die Herzmuskulatur, diese Phase wird *Diastole* genannt. Während der Erschlaffungsphase öffnen sich Trikuspidal- und Mitralklappe.

Die Trikuspidalklappe steuert den Fluß des sauerstoff*armen*, also kohlendioxid*reichen* Bluts in die rechte Herzkammer. Die bei der Diastole geöffnete Mitralklappe läßt das von der Lungenvene über den linken Vorhof anströmende sauerstoffreiche Blut in die linke Herzkammer fließen.

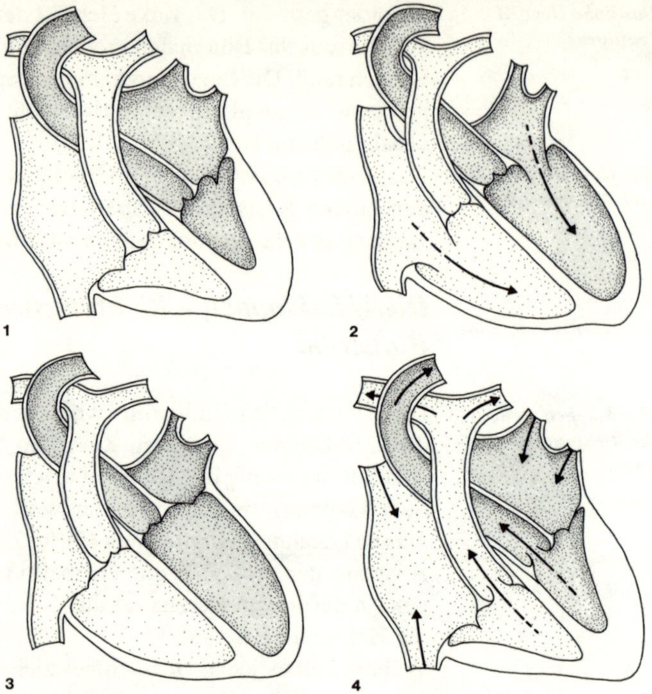

Herzphasen
1: Die erschlafften Vorhöfe füllen sich mit Blut.
2: Beim Zusammenziehen der Vorhöfe strömt das Blut durch die geöffneten Segelklappen in die Herzkammern.
3: Während der Anspannungsphase der Kammern schließen sich die Segelklappen.
4: Beim Zusammenziehen (Systole) drücken die Kammern das Blut durch die geöffneten Taschenklappen in die Aorta (links oben) bzw. in die Lungenschlagader (rechts oben), und gleichzeitig beginnen sich die Vorhöfe mit Blut zu füllen.

Die Herzenergie wird über die Herzkranzgefäße zugeführt

Das Herz benötigt verständlicherweise auch Energie für seine Aufgaben. Diese wird über die Herzkranzgefäße zugeführt, stammt also nicht aus dem Blut, das in die Herzkammern hinein- bzw. wieder herausströmt. Das Herz hat eine eigene, sozusagen „private" Blutversorgung. Die kleinen Blutgefäße, die das Herz versorgen, können, wie andere Blutgefäße des Körpers auch, erkranken. Im Kapitel „Arteriosklerose" wird dieser Aspekt besprochen.

Der Herzbeutel ähnelt einem doppelwandigen Sack

Der Herzbeutel (Perikard) ähnelt einem doppelwandigen Sack, in den das Herz „von oben her" eingepackt ist. Die innere Schicht des Herzbeutels ist mit dem Herzmuskel fest verwachsen, die äußere Schicht dagegen ist von der inneren durch einen Flüssigkeitsraum getrennt, der mit dem *Herzbeutelwasser* gefüllt ist.

Der Herzbeutel stellt eine Art mechanischen Schutz des Herzens, eine Schutzhülle, dar.

Das Herz pumpt etwa 70 Schläge pro Minute

Das Herz pumpt etwa 70 Schläge in der Minute. Wenn sich die Herzkammern zusammenziehen (= Systole) wird das Blut aus der rechten Kammer in die Lungenarterie und aus der linken Kammer in die Aorta (= große Körperschlagader) geworfen. Erschlafft das Herz (= Diastole), erhält das rechte Herz sauerstoffarmes Blut von den Hohlvenen und das linke Herz sauerstoffreiches Blut aus den Lungenvenen.

Das Herz wird auf elektrischem Wege gereizt

Das Herz wird auf elektrischem Wege „gereizt", also zu seiner Arbeit „angetrieben". Den benötigten Strom produziert es selbst und verfügt auch über ein verzweigtes System von unterschiedlichen Reizleitungssystemen, die die Impulse für die Herzaktion vermitteln.

Sinusknoten

Der *Sinusknoten* ist der wichtigste Antreiber des Herzens. Er sitzt im rechten Herzvorhof und leitet seine Impulse zu tiefer gelegenen Knoten und Fasern weiter, die im Verbund mit ihm sicherstellen, daß das Herz in jeder Situation die angemessene Schlagfrequenz entwickelt.

Bei ungenügender Reizleitungsbildung kann dank moderner Medizintechnik ein Herzschrittmacher eingepflanzt werden, der dann die Reizleitung übernimmt.

Der Blutdruck und seine Bedeutung für den Kreislauf

Arterien und Venen bilden ein geschlossenes System

Arterien und Venen bilden ein geschlossenes System im menschlichen Organismus. Über die beiden „Röhrensysteme" wird ein ständiger Kreislauf, eben der Blutkreislauf, sichergestellt. Um diesen Blutkreislauf aufrechterhalten zu können, muß ein bestimmter Druck vorhanden sein – der Blutdruck. Dieser Druck ist im menschlichen Körper nicht an allen Stellen gleich.

Der arterielle Blutdruck

Die Arterien sind elastisch

Die Arterien sind elastisch, also dehnbar. Ein gedehnter elastischer Körper speichert Energie und kann diese wiederum abgeben. Wären die Blutgefäße nicht elastisch, würden sie unter dem Druck, mit dem das Blut das Herz verläßt, zerstört. Außerdem ergibt sich über die Dehnbarkeit der Blutgefäße eine Hilfe für die Weiterbeförderung des Bluts: Die Dehnbarkeit der Aortenwand verwandelt die ansonsten rhythmisch pulsierende Blutsäule in einen gleichmäßigen Blutstrom. Wären die Blutgefäße starr, also völlig unelastische Röhren, käme das Blut während der Ruhephase des Herzens (Diastole) zum Stillstand und der Kreislauf ins Stocken. Ein Zustand, der mit der Dynamik des Lebens nicht in Übereinstimmung zu bringen wäre.

Windkesselfunktion der Aorta

Der ständige Wechsel von Dehnung und Zusammenziehung wird in der Medizin als *Windkesselfunktion der Aorta* bezeichnet.

Blutdruckmessung

Wichtigste medizinische Grunduntersuchung zur Beurteilung der Herz-Kreislauf-Funktion

Die Blutdruckmessung gilt als wichtigste medizinische Grunduntersuchung zur Beurteilung der Herz-Kreislauf-Funktion. Aufgrund des Gesetzes über Einheiten im Meßwesen vom 2. Juli 1969 sollen die bisher in mm Quecksilbersäule (mm Hg) angegebenen Blutdruckwerte in der Einheit Pascal (Einheitszeichen Pa) benannt werden. Allerdings hat sich die neue Bezeichnung im medizinischen „Sprachgebrauch"" noch nicht durchsetzen können. Deshalb verbleibe auch ich bei der alten Bezeichnung mm Hg. Die Messung des Blutdrucks erfolgt nach der Methode des italienischen Arztes *Scipione Riva Rocci* (1863–1937).
Zwei unterschiedliche Werte sind zu bestimmen:

1. Der systolische Blutdruck

Systolischer Blutdruck

Als systolischer Blutdruck wird der arterielle Druck bezeichnet, der sich ergibt, wenn sich das Herz zusammenzieht. Dann steigt der Herzinnendruck und damit der Blutdruck, und dieser Blutdruck überträgt sich mit dem ausströmenden Blut auch auf die Arterien, jedoch nur für die Zeit eines Lidschlags; denn das Herz benötigt nur so kurze Zeit, um sich zusammenzuziehen.

Er sollte etwa 120 mm Hg betragen

Der systolische Blutdruck sollte bei einem 20jährigen etwa 120 mm Hg betragen. Mit jedem weiteren Lebensjahrzehnt nimmt der systolische Blutdruck normalerweise um etwa 5 mm zu. Aber: Ein systolischer Druck über 150 mm Hg ist auch bei einem alten Menschen als erhöht anzusehen.

2. Der diastolische Druck

Diastolischer Blutdruck

Der diastolische Druck ist der Blutdruck bei Erschlaffung des Herzens, also der Druck, der sich dann noch in der Ruhephase des Herzens darstellt. Das bedeutet: Der diastolische Blutdruck ist in erster Linie ein Hinweis auf die Elastizität der Arterienwände. Wenig elastische Arterienwände verhalten sich starr und vermögen den ankommenden Druck nicht „aufzufangen“, abzufedern und stehen so auch während er Ruhephase unter Hochdruck. Auch können manche Krankheiten den diastolischen Druck beeinflussen, so z. B. einige Formen der Nierenerkrankung.

Grenzwerthypertonie

Blutdruckwerte, die zum Beispiel bei einem 40jährigen noch zu tolerieren sind, liegen systolisch bei etwa 140 mm Hg, diastolisch sind Werte unter 90 mm Hg erstrebenswert, doch in der Praxis nur selten anzutreffen. Liegt der Meßwert zwischen 140:90 und 160:90, so wird in der Medizin von einer *Grenzwerthypertonie* gesprochen.
Natürlich spielt das Alter bei der Interpretation des Blutdrucks eine Rolle. Nur der Fachmann kann die ermittelten Werte im Zusammenhang mit anderen gesundheitlichen Faktoren richtig einschätzen. Wenden Sie sich an Ihren Behandler.

Durchführung der Blutdruckmessung

Man geht so vor: Systolischer und diastolischer Blutdruck werden gemessen, indem eine Gummimanschette mit einem Druckmesser (einem Manometer) um den Oberarm angelegt wird.
Hinweis: Im Handel gibt es eine Reihe sehr guter vollauto-

matischer Blutdruckmeßcomputer, die die Arbeit ungemein erleichtern; bei entsprechender Verordnung des Arztes können sogar die Kosten für die Anschaffung ganz oder teilweise von den gesetzlichen Kassen übernommen werden. Fragen Sie Ihren Arzt oder Behandler.

Durchführung der Blutdruckmessung

Die Manschette wird mit einem Gummiball aufgepumpt, und gleichzeitig wird mit einem Stethoskop die Blutströmung der Unterarmarterie akustisch kontrolliert. Sie pumpen die Manschette so weit auf, bis die Blutströmung unterbrochen wird, Sie also nichts mehr hören. Nun lassen Sie die Luft langsam aus der aufgepumpten Manschette ab, bis Sie wieder die Pulswelle hören können. Diesen Wert merken Sie sich, es ist der sogenannte obere Wert und wird *Systole* genannt. Sie senken den Druck in der Manschette langsam weiter, dabei treten beim Durchschlagen der Systole Druckschwankungen im Manometer auf. Dann, wenn die Pulswelle vollständig ungehindert passieren kann, der Blutstrom also nicht mehr behindert wird, verschwinden diese Druckschwankungen, und der Druck in der Manschette entspricht dem Druck in den Blutgefäßen, während der Erschlaffungsphase des Herzens. Dies ist die *Diastole*.

Oberer Wert = Systole

Unterer Wert = Diastole

Noch einmal: Auskultiert man (im Sinne von „Lauschen") die Armarterie in der Ellenbeuge, so wird das Durchschlagen des Pulses als ein Klopfen wahrgenommen. Der Beginn des Klopfens zeigt den systolischen Blutdruck, das Ende den diastolischen Druck an.

Die ermittelten Werte sind abhängig vom Lebensalter, von der Belastung (Ruhe oder Arbeit), aber auch von verschiedenen Krankheiten. Mehr dazu lesen Sie unter Hypertonie im gleichnamigen Abschnitt.

Ursache eines zu hohen Blutdrucks (Hypertonie)

Hypertonie ist keine selbständige Krankheit

Hypertonie ist keine selbständige Krankheit, sondern ein Krankheitszeichen, das auf verschiedenen Ursachen beruhen kann. Meist sind äußere Einflüsse verantwortlich zu machen, aber auch psychische Faktoren spielen eine nicht zu unterschätzende Rolle; Fehlernährung und Bewegungungsmangel ergänzen die schädlichen Auswirkungen. Bei lediglich 15 %

aller Hypertoniefälle läßt sich eine Krankheitsursache nachweisen, die restlichen 85 % der Hypertoniepatienten haben keine eigentliche Ursache und werden daher als *essentielle Hypertoniekranke* bezeichnet.

Essentielle Hypertoniekranke

Seltene Ursachen einer Hypertonie

Weitere, aber seltene Ursachen einer Hypertonie: mechanische Verengung der Aorta (Hauptschlagader), verengte Nierenarterie. Über ein kompliziertes Zusammenspiel wird das Hormon *Angiotensin* freigesetzt, das in letzter Konsequenz zur Blutdrucksteigerung führt.
Manchmal ist auch die Schaltzentrale, also das Gehirn, direkt betroffen (Tumoren, Nervenerkrankungen usw.) und steuert so den Blutdruck falsch.
Insgesamt ist die Hypertonie ein komplexes Geschehen, das in all seinen Mechanismen noch nicht übersehen wird.

Warum ist Hypertonie schädlich?

Allmähliche Veränderung an den Blutgefäßen

Anhaltender hoher Blutdruck führt schleichend zu einer allmählichen Veränderung an den Blutgefäßen; zunächst lediglich an den großen Blutstämmen, im weiteren Verlauf werden auch die kleinen Gefäße betroffen. Die Gefäße verlieren ihre Elastizität, der Durchmeser (das Lumen) wird immer kleiner. Der Umbau der Wandschichten der Arterien beschleunigt sich, im verstärkten Maße wird kalkhaltiges Bindegewebe („Arterienverkalkung") in die mittlere Gefäßwände eingebaut.

Die Arterien versteifen

Folge: Arterien, die normalerweise die „Windkesselfunktion" ausüben, also den Blutdruck „auffangen" sollen, versteifen, verhärten immer mehr. Die nicht mehr ausreichend dehnbaren Blutgefäße können während der Ruhephase des Herzens das Blut nicht mehr ausreichend weiterbefördern (Fehlen der Windkesselfunktion der Arterienwände).

Das Herz erhöht den Druck

Das Herz versucht, als Reaktion auf die indirekt verminderte Transportleistung mit erhöhtem Druck „anzukämpfen", wodurch natürlich die Blutgefäße noch mehr verhärten, das Herz erhöht den Druck noch weiter und so fort.

Großes Risiko für akute Blutgefäßverschlüsse

Die nun vorliegende Arteriosklerose ist wegen der unelastischen Blutgefäße ein großes Risiko für akute Blutgefäßverschlüsse: Herzinfarkt, Gehirnschlag (Apoplex), Augen- und Nierenveränderungen.
Das Heimtückische an der Hypertonie ist, daß die Erkran-

Die Erkrankung verursacht keine Beschwerden

kung über viele Jahre dem Patienten keine oder nur sehr wenig Beschwerden verursacht und klinische Symptome erst im späteren Verlauf registriert werden. Komplikationen bei lange bestehendem Bluthochdruck betreffen das gesamte arterielle Blutgefäßsystem, im wesentlichen aber die Augen (vor allem den Augenhintergrund), das Gehirn, das Herz (Herzkranzgefäße) und die Nieren.

Verdickung der Wandschichten der Nierenarterien

An den Nierenarterien kommt es unter länger andauerndem Hochdruck auch zu einer Arteriosklerose mit Verdickung der Wandschichten. Teilweise treten auch Substanzverluste (Nekrosen) des feinen Nierengewebes auf. Die Folgen sind Funktionsstörungen der Nieren, die dann später Eiweiß und Blut in den Urin ausscheiden, dafür aber in ihren Reinigungs- und Filterfunktionen nachlassen. Im Blut findet der Therapeut einen Anstieg der harnpflichtigen Substanzen, also derjenigen Stoffe, die unter allen Umständen von den Nieren ausgeschieden werden müssen.

Veränderungen am Auge

Die Veränderungen am Auge zeigen sich in Einblutungen im Bereich der Netzhaut und Flüssigkeitsaustritte (= Exsudate). Folge: Sehstörungen mit der Gefahr einer Erblindung.

Spätfolgen

Die häufigsten Spätfolgen eines lange bestehenden Hochdrucks sind:

- Herzschwäche (= Herzinsuffizienz),
- Herzinfarkte,
- Gefäßverschlüsse an den Herzgefäßen (= Koronarthrombosen),

Todersursache bei über 70 % aller Hypertoniker!

Veränderungen an den Blutgefäßen des Gehirns

Die Arteriosklerose als Spätfolge eines lange bestehenden Hochdrucks führt auch an den Blutgefäßen, die das Gehirn mit Sauerstoff versorgen, zu verschiedenen Veränderungen. *Folge:* Durchblutungsmangel oder komplette Gefäßverschlüsse, Hirnblutungen und Hirninfarkte. Durchblutungsstörungen des Gehirns können zu Ausfällen verschiedener Nervenfunktionen führen, die sich in Halbseitenlähmungen, Sprachstörungen oder Krampfanfällen zeigen.

Fazit:

Spätfolge der Hypertonie ist die Arteriosklerose! Im Kapitel über die Arteriosklerose stelle ich Ihnen verschiedene „Gedankenmodelle" vor, die sich mit der Entstehung der Arteriosklerose, insbesondere auch mit der Bedeutung weiterer Risikofaktoren befassen. Naturheilkundliche Behandlungstips sollen Ihnen Möglichkeiten zur Selbsthilfe geben.

Die Hypotonie

Der „Gegenspieler“ des zu hohen Blutdrucks (= Hypertonie) ist die Hypotonie, der zu niedrige Blutdruck.

Niedriger Blutdruck

Von einer Hypotonie sprechen wir dann, wenn über einen längeren Zeitraum die Blutdruckwerte unter einer altersentsprechenden Norm liegen. Das bedeutet meist systolische Blutdruckwerte unter 100–105 mm Hg.

Ebenso wie bei der Hypertonie, deren Ursache meist „im Dunkeln“ liegt, lassen sich auch für die Entstehung der Hypotonie nur sehr selten sichere Gründe abklären. Doch eines ist sicher: Der niedrige Blutdruck ist für die Gesundheit weniger schädlich als der zu hohe Blutdruck!

Beschwerden

Der Patient mit zu niedrigem Blutdruck klagt über uncharakteristische Beschwerden:

- ständige Müdigkeit,
- Reizbarkeit,
- Konzentrationsmangel,
- Herzstiche,
- Ohrensausen,
- Augenflimmern (= „Schwarzwerden vor den Augen“)

Die Blutgefäße des menschlichen Körper

Verschiedene Blutgefäßsysteme

In der Medizin werden verschiedene Blutgefäßsysteme (Transportadern) unterschieden. Zum einen Arterien und Venen, zum anderen ein erst seit einigen Jahren sorgfältiger erforschtes 3. System, welches immer mehr Interesse bei Patienten und Behandlern findet: das Lymphgefäßsystem.

Die 3 Systeme sind aufeinander abgestimmt

Alle 3 Systeme sind aufeinander abgestimmt und ergänzen sich vortrefflich. Störungen in einem oder mehreren der 3 Systeme können über lange Zeit gegenseitig ausgeglichen (kompensiert) werden und so erst in Spätstadien Beschwerden verursachen.

Die Arterien

Die Arterienwand besteht aus 3 Wandschichten:

Intima

- Die *Intima* (innere Schicht) besteht aus einer Schicht „platter" Zellen, einem *einschichtigen Plattenepithel.*

Media

- Die *Media* (mittlere Schicht) großer Arterien enthält reichlich elastische Elemente, sog. *Lamellen*, die sich unter dem Einfluß der systolischen Pulswelle dehnen können (siehe auch Seite 18). Die Mittelschicht mittlerer und kleiner Arterien enthält dagegen vor allem Muskelanteile, die durch Zusammenzug die Öffnung der kleinen und mittleren Arterien verändern und so einen wesentlichen Einfluß auf die Blutversorgung nehmen können. Beispiel: Bei Kälte ziehen die Muskeln der kleinen und mittleren Arterien sich zusammen und verengen so den Durchmesser in den betreffenden Arterien. Folge: Es strömt weniger Blut in die abgekühlten Körperbereiche. Ein Wärmeverlust kann so verhindert werden.

Adventita

- *Adventita* (äußere Schicht). Hier finden wir reichlich Nerven und kleinste Blutleiter (Vasa vasorum), die die eigene Blutversorgung der Arterien sicherstellen sollen (auch die Arterien leben und benötigen Sauerstoff und Nährstoffe).

Kapillaren

Die Arterien verzweigen sich auf dem Weg durch den Körper zu immer kleineren und feineren Gefäßen, um schließlich in den Haargefäßen, den *Kapillaren*, die kleinste nur mögliche Gefäßform gefunden zu haben.

Die Kapillaren

Die kleinsten Blutgefäße des Körpers

Der Begriff Kapillare leitet sich vom lateinischen *capillaris* her und läßt sich in etwa mit „zum Haar gehörend" übersetzen. Die Kapillaren sind die kleinsten Blutgefäße des menschlichen Körpers (lediglich 0,005–0,03 mm im Durchmesser dünn). Manchmal sind sie so klein, daß selbst die roten Blutkörperchen Probleme haben, durch die Röhren zu gelangen. *Aber:* Rote Blutkörperchen, also die Transportvehikel des Blutes für Sauerstoff und Kohlendioxid, können sich in kleinen Kapillaren verformen! Sie lassen sich durch den Blutstrom verbiegen, nehmen „windschlüpfrige" Gestalt an und gelangen so auch in die engsten und entferntesten Bereiche des menschlichen Körpers (s. Abb. Seite 70).

Sie bestehen nur aus 1 Wandschicht

Die Kapillaren bestehen, im Gegensatz zu den großen Blutleitern, aus einer einzigen dünnen Wandschicht, durch die ein Stoffaustausch problemlos erfolgen kann.

Aufgabe der Kapillaren

Die Aufgabe der Kapillaren besteht in der Versorgung der Körpergewebe mit Blut und damit mit lebensnotwendigem Nähr- und Sauerstoff und einer ebenso lebensnotwendigen Entsorgung des anfallenden Kohlendioxids und anderer „Abfallstoffe". (Die „Abfallstoffe" entstehen im Körper durch die Verbrennung [= Oxidation] der Nährstoffe mit Sauerstoff.)

Diffusion

Über die sehr dünnen Wände der Haargefäße kann der Stoffaustausch mit dem umliegenden Gewebe, ein Vorgang, der in der Medizin *Diffusion* genannt wird, relativ ungehindert verlaufen. Die Kapillaren bilden eine sehr große Austauschfläche (etwa 300 m²) und sind so in der Lage, gewaltige Flüssigkeits- und Stoffmengen in einer Zeiteinheit zu bewältigen.
Übrigens: Pro Minute diffundieren etwa 240 l Wasser in beiden Richtungen durch die Gesamtkapillaroberfläche!

Die Venen

Sie sind weniger klar gegliedert als die Arterien

Die Venen sind weniger klar gegliedert als die Arterien. Insbesondere besitzt die Vene nicht die starken Muskelschichten, die eine Arterie kennzeichnen.

Unterschiede zwischen Venen und Arterien

Die Unterschiede zwischen Venen und Arterien lassen sich nach meinem Verständnis nur so erklären, daß die Natur (abstrakter Begriff), auch beim „Bau" des Blutgefäßsystems „sparen" wollte. Die Venen benötigen wesentlich weniger Baumaterial, die Wandstärke ist deutlich geringer, und doch leisten sie im Bereich der Blutrückführung Erstaunliches.

Hauptaufgabe

Die Hauptaufgabe der Venen besteht darin, das von den Kapillaren ankommende Blut zu sammeln und zum Herzen zurück zu transportieren.

Die Pumpkraft des Herzens kann im Venensystem vernachlässigt werden

Das klingt einfacher, als sich die Aufgabe in der Praxis darstellt. Anders als bei den Arterien, kann die „Pumpkraft" des Herzens vernachlässigt werden, das Herz baut im Venensystem nur noch sehr schwache Drücke auf; je weiter sich das Blut vom Herzen entfernt, desto geringer ist der Blutdruck und damit die treibende Kraft des Herzens.

Hinzu kommt noch: Die Venen müssen die ankommende Menge Blut auch wieder abtransportieren. Dies sind etwa 7000 l Blut am Tag!

Die helfenden Kräfte dabei sind:

Restblutdruck

- Der nach der Passage der Kapillaren noch verbleibende „Restblutdruck". Ähnlich wie eine Flutwelle immer mehr an Kraft verliert, so verliert auch der Blutstrom im Bereich der Venen immer mehr an Kraft (der Blutdruck beträgt durchschnittlich in den Venen nur noch 15 mm Hg, zu etwa 130 mm Hg in der Armarterie).

Muskelpumpe

- Die „Muskelpumpe", ein Begriff, der vor allem die Tätigkeit der Skelettmuskulatur umschreibt und hier insbesondere der Wadenmuskulatur. Im Kapitel „Erkrankungen der Venen" wird die Funktion der Wadenmuskelpumpe und ihre Anregung ausführlich beschrieben.

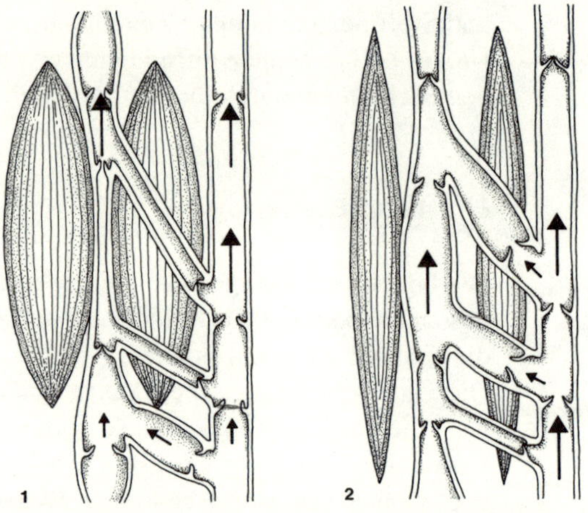

Funktion der Muskelpumpe, Funktion der Venenklappen
1: Bei jeder Anspannung der Beinmuskulatur werden die Venen zusammengedrückt (komprimiert). Dadurch wird das Blut nach oben gedrückt.
2: Bei jeder Entspannung der Beinmuskulatur wird erneut Blut aus der Tiefe und aus weiter entfernt liegenden Bereichen angesaugt.

Die Venenklappen verhindern ein Zurückfließen des Blutes

Eine weitere Besonderheit der Venen sind die *Venenklappen*, das sind konstruktive Elemente in den Venen, die ein Zurückfließen des Blutes in die falsche Richtung (also nicht in Richtung Herz) verhindern sollen. Sie lassen sich mit Schleusentoren vergleichen: In der „richtige Richtung" lassen sie den

Blutstrom passieren; ein Rückfluß wird durch Schließen der gesunden Klappen im Normalfall verhindert. So wird das Blut von Schleusentor zu Schleusentor weitergereicht.

Gefahr der Erweiterung der Venenwände

Durch die relativ dünne Wand der Venen besteht die Gefahr einer Erweiterung der Gefäßwände. Es droht ein Auseinanderweichen der Venenklappen mit der Konsequenz, daß diese dann keinen Kontakt mehr zueinander haben und ihre Funktion eingeschränkt wird. Weitere Schäden ergeben sich durch Entzündungen oder Bildung von Blutgerinnseln (Thrombose, siehe dort). Mehr dazu siehe im Kapitel „Erkrankungen der Venen".

Das Lymphgefäßsystem

Aufbau und Funktion sind erst seit kurzem bekannt

Aufbau und Funktion des 3. großen Gefäßsystems im Körper wurden lange Zeit von der Medizin vernachlässigt. Erst in den späten 70er Jahren wurde vor allem durch die Arbeiten von Prof. Michael Földi (Freiburg) die Bedeutung des Lymphgefäßsystems für eine Vielzahl von lebensnotwendigen Aufgaben im menschlichen Körper bekannt.

Die Aufgaben des Lymphsystems sind komplex und in ihrer Gesamtheit nur im Rahmen des Gesamtstoffaustausches im lebenden Körper zu verstehen. Auf Seite 147 ff. wird auf die Bedeutung der Lymphgefäße bei der Entstehung eines „dikken Beins" näher eingegangen.

Kein geschlossenes System

Das Lymphgefäßsystem ist kein geschlossenes System – wie es die Arterien und die Venen sind; vielmehr handelt es sich um ein System mit einem Anfang und einem Ende. Den „Anfang" finden wir im Zwischenzellraum, das Ende ist bei den meisten Menschen die obere linke Schlüsselbeinvene (Vena subclavia sinistra).

In den Zwischenzellraum ragen Gebilde, die entfernt einem Tannenzapfen ähneln, mit Klappen versehen, die die überschüssige Flüssigkeit aus dem Zwischenzellraum „absaugen" können. Die nun angesaugte Flüssigkeit wird mit langsamen Eigenbewegungen der Lymphgefäße (Peristaltik) zur oberen Schlüsselbeinvene transportiert.

Mit den Venen verwandt

Vom Bau her ist eine gewisse Verwandtschaft mit den Venen

zu erkennen, denn zumindestens die Klappen haben die Lymphbahnen mit den Venen gemeinsam.

Aufgaben des Lymphgefäßsystems

Aufgaben im Rahmen der Immunabwehr

In den Lymphbahnen, genauer gesagt in den *Lymphknoten* (kleine, kompliziert aufgebaute „Filterstationen" im Verlauf der Lymphbahnen), werden Fremdkörper (Bakterien, Viren, Pilze und andere Giftstoffe) erkannt und von da aus die körpereigene Abwehr mobilisiert. Im Extremfall, also einem massiven Angriff von Eindringlingen (Bakterien, Viren, Pilzen), kann sich durch die Abwehr eine Entzündung im Verlauf der Lymphbahnen ausbreiten und so den Abwehrkampf mit dem bloßen Auge erkennbar machen. Diese Entzündung im Verlauf der Lymphbahnen wird im Volksmund übrigens als *Blutvergiftung* bezeichnet.

Aufgaben im Transportwesen des Organismus

Die Lymphbahnen müssen, ebenso wie die Venen und Arterien, große Stoffmengen (vor allem Flüssigkeiten) durch den Körper transportieren. Bei diesen Transporten kommt dem Lymphsystem eine lebensnotwendige Aufgabe zu, die sich aus den besonderen Eigenschaften der zu transportierenden Flüssigkeiten herleitet: Das Blut wird über die Arterien zu den Zellen und Geweben geschafft und von den Venen wieder abtransportiert.

Nun ist es aber in der Praxis so, daß bei diesem Transport verschiedene Stoffe aus der Blutbahn in den Zwischenzellraum „herausfallen". Zum Teil ist dieser Vorgang vom Körper gewollt; denn es handelt sich hierbei um große Eiweißkörper, die verschiedene Aufgaben im Zwischenzellraum zu erfüllen haben, so u. a. Transportaufgaben.

Nachdem Eiweiße die Blutbahn verlassen haben, können sie nicht mehr von den Blutgefäßen, in diesem Fall der Vene, aufgenommen werden; denn Eiweißkörper verlassen zwar über einen noch nicht erforschten Vorgang die Arterien, können aber nicht zurück in die Blutbahn. Da nun aber im Lauf des Tages eine recht große Eiweißmenge die Blutbahn verläßt, müßte rein rechnerisch innerhalb kurzer Zeit der Zwischenzellraum wegen Überfüllung "platzen". Doch hat die Natur vorgesorgt: Die Lymphgefäße bemächtigen sich dieser „herrenlosen" Eiweiße und transportieren sie zurück in die Blutbahn.

Transport der im Darm anfallenden Fettlast

Das Lymphsystem muß auch die im Darm anfallende *Fettlast* transportieren. Fette werden mit der Nahrung aufgenommen; das wichtigste Fett (die Triglyceride) besteht aus Fettsäuren und Glyzerin. Durch die Darmzellen werden diese beiden Fettbestandteile aufgenommen und „umgebaut“. Das nun transportfähige Fett (Chylomikron) wird von den Lymphgefäßen des Darms aufgenommen.

Transportaufgaben im Zwischenzellraum

Weitere Transportaufgaben leiten sich aus den Gegebenheiten des Zwischenzellraums her. So finden wir in diesem Bereich Zellbestandteile (aufgelöste, abgestorbene Zellen) und überschüssiges Wasser, das von den Venen zumeist wegen einer Überlastung – langes unbewegliches Stehen(!) – nicht bewältigt werden konnte.

Das Lymphsystem hilft den überlasteten Venen

Das Lymphsystem hilft den überlasteten Venen und sorgt über eine Steigerung der eigenen Transportleistung, daß überschüssige Flüssigkeitsansammlungen über die linke Schlüsselbeinvene und damit zurück in den Blutkreislauf gelangen können.

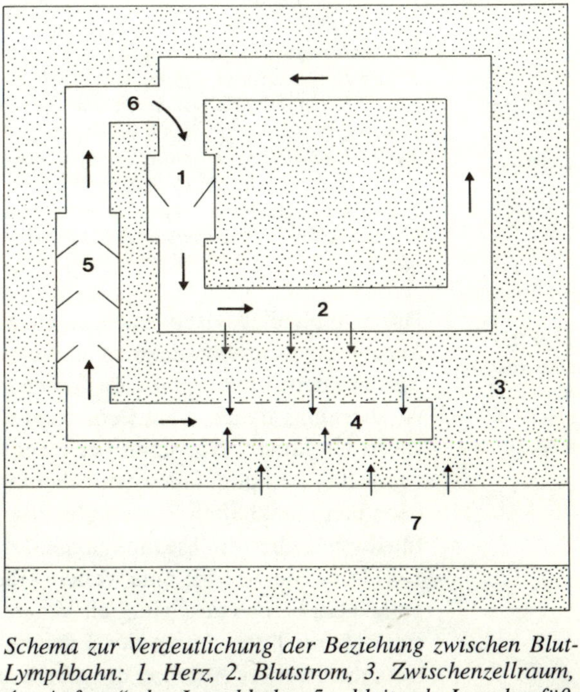

Schema zur Verdeutlichung der Beziehung zwischen Blut- und Lymphbahn: 1. Herz, 2. Blutstrom, 3. Zwischenzellraum, 4. „Anfang“ der Lymphbahn, 5. ableitende Lymphgefäße, 6. großes Lymphgefäß (Lymphstamm), 7. Darm

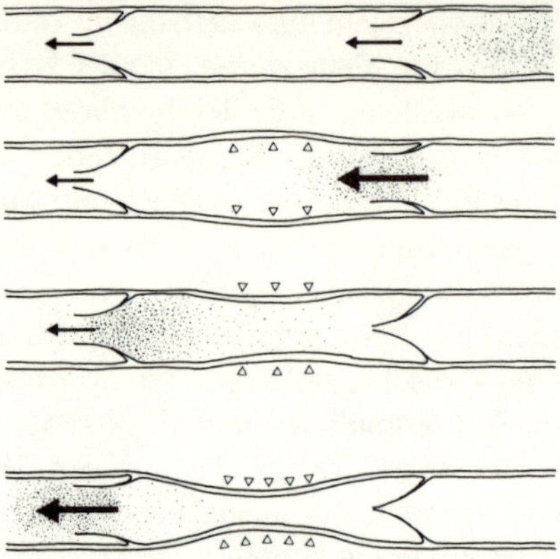

Verschiedene Aktionsphasen eines Lymphgefäßes (Lymphperistaltik); es handelt sich um ein rhythmisches Zusammenziehen der Lymphgefäße, verbunden mit einem Öffnen und Schließen in den Gefäßwänden eingebauter Lymphgefäßklappen. Dadurch erhält die Lymphflüssigkeit eine gezielte Bewegung.
1. Die Einlaßklappen öffnen sich (rechte Bildseite), die Auslaßklappen (links) sind leicht geöffnet, die Lymphflüssigkeit strömt von rechts ein.
2. Die Einlaßklappen öffnen sich noch etwas mehr, die Gefäßwände beginnen sich zu weiten, die Auslaßklappen schließen sich etwas, um mehr Druck aufbauen zu können.
3. Die Einlaßklappen schließen sich, die Gefäßwände ziehen sich zusammen, die Auslaßklappen öffnen sich.
4. Die Einlaßklappen bleiben geschlossen, die Gefäßwände sind maximal zusammengezogen, die Auslaßklappen maximal geöffnet.

Das Lymphgefäßsystem kann einen Teil der Aufgaben des Venensystems mitübernehmen

Das Lymphgefäßsystem kann einen Teil der Aufgaben des Venensystems mitübernehmen, also eine Zeitlang das gestörte Venensystem funktionell „am Leben" erhalten. Der Haken ist allerdings dabei: Dem Patient wird vorgegaukelt, „alles sei in Ordnung". Nur kann bei einer andauernden Überlastung das Lymphgefäßsystem ebenfalls miterkranken und dann den krankhaften Prozeß gleichsam potenzieren.
Im Kapitel über die Erkrankungen der Lymphgefäße (Seite 147) lesen Sie, wie Sie eine weitere Überlastung der Lymphgefäße bei bereits geschädigten Venen vermeiden können.
Bei näherer Betrachtung des Lymphgefäßsystems ergeben sich noch weitere Aspekte, die gerade bei der Beschäftigung mit Gefäßleiden von Bedeutung sind.

Bei manchen Krebserkrankungen müssen Lymphknoten entfert werden

Es gibt verschiedene Krebserkrankungen, bei denen ein Teil der Lymphknoten des dem Krebsgewebe angrenzenden Gewebes entfernt werden muß. Man will dadurch die Gefahr einer Wanderung bereits gelöster Krebstochterzellen vermeiden. Denn diese nisten sich gerne in angrenzenden Lymphknoten ein, vermehren sich und könnten so den Körper überschwemmen und den Krebs weiterverbreiten.

Sie haben oben gelesen, welche wichtigen Aufgaben für Transport und Immunabwehr dem Lymphsystem obliegen. Ein wesentlicher Bestandteil der Funktionsfähigkeit sind aber nun einmal die Lymphknoten. Sind diese herausoperiert, ist an dieser Stelle der Lymphabfluß unterbrochen, und es kann zur Ausbildung eines *Lymphödems* kommen.

Lymphödem

Bei vielen Operierten bilden sich allerdings Umgehungskreisläufe (Kollateralkreisläufe) für die Lymphflüssigkeit in der Haut und schützen so vor einem Lymphödem (siehe auch Seite 148).

Eiweißreiche Flüssigkeitsansammlung

Bei einem Lymphödem handelt es sich um eine eiweißreiche, krankhafte Flüssigkeitsansammlung im Körper, meist im Bereich von Armen oder Beinen. Wird es nicht sachkundig behandelt, besteht die Gefahr, daß es in letzter Konsequenz zu einer bösartigen Umwandlung des unbehandelten Lymphödems kommt.

Das Blut

In den vorangegangenen Abschnitten haben Sie Herz, Blutgefäße und Lymphsystem kennengelernt, die zu einem großen, nicht teilbaren System, dem Herz-Kreislauf-System, gehören. Vervollständigt, sozusagen in Bewegung gehalten, wird das Herz-Kreislauf-System durch das Blut.

Wir können das Blut als ein Gewebe auffassen, dessen einzelne Zellen in Flüssigkeit aufgeschwemmt sind.

Blut erfüllt Transport-, Eigen- und Abwehrfunktionen:

Funktionen des Bluts

- *Gastransport (Sauerstoff und Kohlensäure):* Die roten Blutkörperchen binden den Sauerstoff, der über die Atmung aufgenommen wird; die Kohlensäure, die bei den „Verbrennungs- und Energiegewinnungsvorgängen" im

Körper anfällt, wird vor allem im Blutplasma transportiert.

- *Ernährungsfunktion:* Das Blut transportiert die zum Stoffwechsel notwendigen Nährstoffe an die Zellen heran.
- *Entschlackung:* Das Blut schleppt die „Schlackenstoffe“ an die Orte ihrer Ausscheidung: Die Lungen geben Wasserstoff und Kohlensäure ab, die Nieren Harnstoff.
- *Humorale Funktion:* Das Blut ist Vehikel für Hormone, Antikörper, Vitamine und Enzyme.
- *Wärmeregulation:* Der Temperaturhaushalt des Körpers wird über eine Umverteilung des Bluts im Gleichgewicht gehalten. Bei großer Hitze gelangt mehr Blut in die äußeren Gewebsschichten, um Wärme abzuleiten, bei Kälte wird mehr Blut aus den äußeren Gewebsschichten abgezogen, um einen Wärmeverlust zu verhindern.
- *Osmotische Regulation:* Das Blut sorgt für eine gleichmäßige Verteilung der Flüssigkeitsdrücke, die für ein ordnungsgemäßes Ablaufen der Körperfunktionen notwendig sind.
- *Eigenfunktion:* besonders Blutgerinnung und Pufferung (Säure-Basen-Gleichgewicht).
- *Immunabwehr:* Das Blut erfüllt auch Aufgaben der Immunabwehr, etwa die Bildung von Antikörpern und die Phagozytose, also die Bereitstellung von „Freßzellen“, die in der Lage sind, eingedrungene Fremdkörper zu umhüllen und so regelrecht „aufzufressen“.

Anteile des Bluts

45 % des Blutes sind Blutzellen (rote und weiße Blutkörperchen) und 55 % sind Blutplasma (flüssiger Anteil des Blutes ohne Blutkörperchen).

Blutkörperchen

Die roten Blutkörperchen *(Erythrozyten)* dienen dem Sauerstofftransport, die weißen *(Leukozyten)* der Immunabwehr und der Blutgerinnung.

Blutplasma

Blutplasma besteht zu 90 % aus Wasser, dazu kommen Salze (Natrium, Kalium, Kalzium) und Eiweißkörper (Albumine [Transporteiweiß], Fibrinogen [Blutgerinnung] u. a.).

Farbe des Bluts

Das mit Sauerstoff gesättigte Blut erscheint hellrot, venöses Blut, also „verbrauchtes“ Blut erscheint deutlich dunkler.

Bei einem durchschnittlichen Menschen macht die Gesamtblutmenge etwa 8 % des Körpergewichts aus. Ein Mensch von 75 kg Körpergewicht hat so rein rechnerisch eine Blutgesamtmenge von 6 Litern.

Arteriosklerose

„Der Mensch ist so alt wie seine Blutgefäße".
Erkrankungen der Blutgefäße sind mit ein Grund für vorzeitiges Altwerden. In der Medizin wird zwischen dem biologischen und dem kalendarischen Alter unterschieden. Ein junger Mensch mit fortgeschrittener Arteriosklerose ist biologisch gesehen demnach wesentlicher älter, als er kalendarisch an Jahren zählt.

Arteriosklerose ist meist eine erworbene Krankheit

1983 erklärte die Deutsche Forschungsgemeinschaft in einem Gutachten, daß Arteriosklerose in erster Linie eine erworbene Krankheit sei, die die wissenschaftlichen Fachorganisationen in unmittelbarem Zusammenhang mit den modernen Ernährungsgewohnheiten sehen.

Gesunde Ernährung beugt vor

Konkret bedeutet das: Es besteht offensichtlich die Möglichkeit, der Arteriosklerose durch sinnvolles (sprich: gesundes) Verhalten in der Ernährung vorzubeugen und die bereits bestehenden arteriosklerotischen Veränderungen in den Gefäßen über eine Ernährungsumstellung zu behandeln.

Zivilisationskrankheit

Die Arteriosklerose hat mittlerweile in den Industriestaaten derart zugenommen, daß die Bezeichnung „Zivilisationskrankheit" sicher nicht übertrieben ist. Daran wird sich vermutlich auch in den nächsten Jahren nichts ändern, denn der Streß des täglichen Lebens und der Wohlstand mit einer ständigen Überernährung stagnieren in den nächsten 15–20 Jahren aller Wahrscheinlichkeit bei uns nicht.
Die Ursache der Arteriosklerose und die Entwicklung der Arterienwandveränderungen sind noch nicht in letzter Konsequenz von der medizinischen Forschung abgeklärt.

2 Formen der Arteriosklerose

Doch soviel ist klar: Wir können heute im wesentlichen 2 Formen der Arteriosklerose unterscheiden: diejenige des jungen Menschen etwa bis zum 50. Lebensjahr und die des älteren und alten Menschen, so etwa ab dem 50. Lebensjahr.

Arteriosklerose des jungen Menschen

Bei der Arteriosklerose des jungen Menschen ist die Innenwand der Arterie (die Intima) erkrankt. Es kommt zu Blutungen in der Gefäßwand, bindegewebigen Wandveränderungen mit Elastizitätsverlust, aber auch zu Einlagerungen von Fett, manchmal auch zu Ablagerungen von Kalk.
Vieles scheint dafür zu sprechen, daß die eigentlichen Auslöser wohl in der mittleren Arterienwand (der Media) zu suchen sind. In vielen Fällen wird gleichzeitig eine bestehende Störung des Stoffwechsels, so Störungen im Kohlenhydratstoffwechsel (Zuckerkrankheit) und im Fettstoffwechsel, gefunden.
Manche Autoren stellen auch eine Infektion oder eine anlagebedingte Wandschwäche als auslösende Faktoren zur Diskussion.

Arteriosklerose des älteren Menschen

Bei der Arteriosklerose des älteren Menschen, also etwa ab dem 50. Lebensjahr, spielen neben den oben erwähnten Faktoren die natürliche „Abnützung“ der Gefäße eine Rolle.
Sicher ist: Die Entstehungsursache der Arteriosklerose ist komplex und wird von mehreren krankmachenden Faktoren (= Risikofaktoren) bestimmt, die sich gegenseitig aufschaukeln und potenzieren können.
Im Rahmen dieses Ratgebers soll uns die Arteriosklerose des älteren Menschen interessieren.

Risikofaktoren

Ernährung

Risikofaktor 1. Ordnung

Als Risikofaktoren 1. Ordnung gelten Ernährung und Lebensweise.
Falsche, weil ungesunde Ernährung ist Ursache für eine Reihe von Erkrankungen, so z. B. Gicht und die Fettstoffwechselstörung. Beide Erkrankungen begünstigen die Entwicklung einer Arteriosklerose. (Tips für eine richtige, gesunde Ernährung erhalten Sie am Ende dieses Kapitels bzw. im Zusammenhang mit der Beschreibung der verschiedenartigen Krankheitsbilder.)
Vermutlich wird aber auch der Blutdruck durch eine falsche

Ernährung und/oder Lebensweise (Rauchen) in die Höhe getrieben und so eine Hypertonie verursacht.
Zur Ernährung siehe auch die Hinweise auf den Seiten 39, 42, 49, 101.

Bluthochdruck

Bluthochdruck ist eine ernste Erkrankung

Die Hypertonie ist unbehandelt eine ernste Erkrankung und nicht einfach nur eine Erhöhung der von der WHO (World Health Organization = Weltgesundheitsorganisation) festgelegten Normwerte für den Blutdruck -–die übrigens gerade in den letzten Jahren immer weiter nach unten korrigiert wurden.
Bei der Hypertonie handelt es sich um einen andauernd über der Norm erhöhten Blutdruck. Vorübergehend kann der Blutdruck durch verschiedene äußere Faktoren nach oben getrieben werden: Streß, Erregung, Ängste und auch bei körperlicher Anstrengung.

Jeder 5. Mensch über 40 leidet an Hypertonie

In den Industrienationen leidet etwa jeder 5. Mensch über 40 Jahren an einer manifesten Hypertonie (dauerhaft hohe Werte). Aber: Der Hälfte der Blutdruckpatienten ist ihr Leiden, vor allem aber die Gefahr, in der sie sich befinden, nicht bekannt.
Bluthochdruck ist eine „Zeitbombe“, die auf lange Jahre, meist auf Jahrzehnte hin eingestellt ist. „Explodiert die Bombe“, bedeutet das für den Betroffenen einen dramatischen und tiefgreifenden Einschnitt in die persönliche Lebensplanung, wenn nicht gar den Tod.

Bluthochdruck fördert die Entstehung einer Arteriosklerose

Andauernd erhöhter Blutdruck schädigt im Lauf der Jahre die Blutgefäße und fördert die Entstehung einer Arteriosklerose und/oder arteriosklerotische Gefäßveränderungen, im schlimmsten Falle sogar Gefäßverschlüsse. Folgen: Herzinfarkt, Schlaganfall, Schrumpfniere, Durchblutungsstörungen der Beine („Raucherbein“) u. a.

Rauchen

Im Tabakrauch (Zigarette, Zigarre, Pfeife) befinden sich Substanzen, die die Arterienwände schädigen und so die Entstehung einer Arteriosklerose fördern, wie Nikotin, Kohlenmonoxid, Teer und Cadmium.

Diabetes mellitus (Zuckerkrankheit)

Diabetes mellitus ist eine ererbte Schwäche der Insulin-produzierenden Zellen (sog. B-Zellen) der Bauchspeicheldrüse (Pankreas).

Insulin ist die Kontrollsubstanz des Zuckerstoffwechsels

Insulin ist die Kontrollsubstanz des Zuckerstoffwechsels. Unter anderem sorgt es dafür, daß die Körperzellen „ihre Schleusen" für Zucker öffnen, daß also der notwendige Energielieferant Zucker überhaupt in die Zellen gelangen kann. Wird zuwenig Insulin von den B-Zellen gebildet, kann auch nicht genug Zucker von den Zellen aufgenommen werden. Der Mensch ist müde, schlapp und lustlos. Gleichzeitig wird aber vermehrt Zucker produziert, um den scheinbaren Mangel auszugleichen, so daß sich die Konzentration des Zuckers im Blut stark erhöhen kann und sogar Zucker im Urin ausgeschieden wird.

Über 70 % aller Diabetiker leiden an einem Gefäßleiden

Über 70 % aller Diabetiker leiden an einem Gefäßleiden und den daraus resultierenden Krankheiten Herzinfarkt, Nierenversagen, Schlaganfall.

Diabetiker entwickeln früher als der Durchschnitt der nicht an Diabetes erkrankten Altersgenossen chronische und schwer zu behandelnde Beinleiden mit schweren arteriosklerotisch bedingten Durchblutungsstörungen.

3 Säulen der Diabetestherapie

Aber: Das Gefäßrisiko eines Diabetikers kann deutlich gesenkt werden, wenn die 3 Säulen der Diabetestherapie beachtet werden:

- körperliche Bewegung: Diabetiker sollen Sport treiben!
- Diät: Für den Diabetiker gibt es 2 entscheidende Ernährungsprinzipien: Hände weg vom Zucker! und: Öfter, aber dafür weniger essen. Ein Diabetiker sollte täglich 6 nicht übermäßige Mahlzeiten zu sich nehmen, so kann das Insulin besser genutzt werden, da die zugeführten Kohlenhydrate über den ganzen Tag verteilt werden.
- Insulintherapie.

Siehe dazu auch den Ratgeber "Diabetes naturheilkundlich behandeln – Alternativen zur Insulintherapie" von HP Jutta Plath, erschienen ebenfalls im Jopp-Verlag, ISBN 3-926955-34-1.

Gicht und Nierensteine

Beim Literaturstudium fällt auf, daß Gicht nur von wenigen Autoren als Risikofaktor für die Arteriosklerose angegeben wird. Auf den ersten Blick könnte man dieser Ansicht auch zustimmen, nur gibt es heute Studien, die einen Zusammenhang zwischen Gicht und der Entstehung einer Herzkrankheit (der koronaren Herzkrankheit) für wahrscheinlich halten.

Zusammenhang zwischen Gicht und der Entstehung einer Herzkrankheit

Ursache der am häufigsten auftretenden Gicht (der primären Gicht) ist eine Erbkrankheit. Hervorgerufen werden die gichtigen Beschwerden (also Gelenkentzündungen am großen Zeh, am Knie, am Ellenbogen, den Hand- und Fingergelenken) durch eine Erhöhung der Harnsäurekonzentration im Blut. Die dabei ausfällenden Harnsäurekristalle können sich in verschiedenen Körperteilen (Gelenke, Niere) ablagern und dann äußerst schmerzhafte Entzündungen hervorrufen.

Ursache ist eine Erbkrankheit

Die Gichtkrankheit und die meist in Gesellschaft auftretenden Nierensteine sind ein seit vielen tausend Jahren bekanntes Leiden. Schon in 7000 Jahre alten ägyptischen Mumien wurden Nierensteine gefunden. Die Gicht als konkrete Krankheit wurde erstmals von Hippokrates beschrieben. Berühmte Gichtkranke waren zum Beispiel Alexander der Große, Ludwig XIV., Friedrich der Große und Goethe.

Erstmals von Hippokrates beschrieben

Harnsäure ist das Abbauprodukt verschiedener Zellbestandteile (Purine). Die Purine werden sowohl im eigenen Körper gebildet, können aber auch über die Nahrung zugeführt werden. Ist der Mensch nun entsprechend veranlagt, dann besteht zwischen der Aufnahme/Bildung von Purinen und deren Ausscheidung über die Harnsäure kein Gleichgewicht mehr.

Purine

Zu einem Anstieg der Harnsäurewerte kann es kommen, wenn entweder die Harnsäureausscheidung über die Nieren stark verringert ist oder eben vermehrt Harnsäure im Körper gebildet wird. Die Nieren sind dann in ihrer Ausscheidungsleistung schlicht und einfach überfordert.

Anstieg der Harnsäurewerte

Normale Werte

Normale Harnsäurewerte

bei Männern	2,6–6,8 mg/dl Blut
bei Frauen	2,0–6,3 mg/dl Blut

Bei Gichtkranken kann der Harnsäurespiegel auf 10 mg/dl (= 100 Milliliter Blut) und mehr erhöht sein, also um fast den doppelten Normalwert. Es können sich dann Harnsäurekristalle bilden, die sich entweder in den Gelenken oder den Nieren zusammenklumpen.

Auch Fettstoffwechselstörungen mit erhöhten Triglyceridgehalten sind häufig mit erhöhten Harnsäurewerten gekoppelt (siehe unter Fettstoffwechselstörung).

Frühzeichen der Gicht

Körperliche Frühzeichen der Gicht sind häufig auftretende Schmerzen in der Wirbelsäule sowie Muskelschmerzen in der Wadenmuskulatur, im Oberschenkel und im Nacken, die längere Zeit anhalten und sich sogar über Wochen und Monate hinziehen können. Ein Arzt oder Heilpraktiker muß zu Rate gezogen werden.

Auch können Störungen des Wohlbefindens, wie eine allgemeine Überreizbarkeit, Blähungen und Abgeschlagenheit erste Anzeichen eines akuten Gichtanfalls sein.

Akuter Gichtanfall

Der akute Gichtanfall entwickelt sich meist nachts, kann über einige Stunden andauern, unbehandelt sogar über Tage und Wochen. Die Schmerzen sind heftig, verbunden mit einer Rötung und Schwellung des betroffenen Gelenks. Meist ist das Großzehengrundgelenk befallen, Fieber und schwere Störungen des Allgemeinbefindens sind mitunter Begleiterscheinungen. Das Gelenk ist sehr schmerzhaft, jede Berührung verursacht starke zusätzliche Schmerzen.

Das beschwerdefreie Intervall kann Jahre andauern

Das beschwerdefreie Intervall dauert anfänglich Monate bis Jahre. Mit weiter fortschreitender Krankheit häufen sich jedoch die Gichtanfälle, und die anfallsfreien Intervalle werden immer kürzer.

Zusätzlich können Nierensteine auftreten

Bei nicht wenigen Patienten bilden sich im Laufe der Erkrankung zusätzlich Nierensteine. Bei unklaren Schmerzen im Bereich der Nierengegend sollte daher immer auch der Arzt befragt werden.

Das betroffene Gelenk muß vollkommen ruhiggestellt werden

Während eines akuten Gichtanfalls muß das betroffene Gelenk vollkommen ruhiggestellt werden, und jede Berührung und Erschütterung sollte vermieden werden. Eventuell kalte Umschläge mit Eis machen, sofern dies vertragen wird.

Vorsicht vor Kältesprays

Der immer wieder gegebene Rat, mit Kältespray Linderung zu verschaffen, ist nicht ganz ohne Risiko: Bei unsachgemäßer Anwendung können Kältesprays Kälteverbrennungen hervorrufen.

Fastenkuren können zu einem starken Anstieg der Harnsäurewerte führen, die selbst bei gesunden Menschen weit über

Vorsicht auch bei Fastenkuren

das normale Maß hinausgehen können. Bei Fastenkuren sollten Sie daher besonders vorsichtig sein und diese nur nach eingehender therapeutischer Beratung durchführen.

Fasten hilft, den Harnsäurespiegel zu senken

Ansonsten gilt: Fasten ist sicher mit eine ganz ausgezeichnete Methode, erhöhte Harnsäurespiegel zu senken! Denn eines sollte uns nachdenklich machen: In Hungerzeiten, so in der Zeit nach den Weltkriegen, war die Gicht nahezu unbekannt.

Alkohol verringert die Harnsäureausscheidung

Alkohol führt zu einem weiteren Ansteigen der Harnsäurekristalle, weil Alkohol die Harnsäureausscheidung verringert. Daher kommt es oft nach reichlichem Alkoholgenuß zu einem akuten Gichtanfall.

Die Ernährung beeinflußt alles, was in unserem Körper abläuft. Kein Organ, keine Zelle kann sich diesem Einfluß entziehen. In Wohlstandsbevölkerungen sind heute erhöhte Blutharnsäurewerte und Gicht verbreitet, begünstigt durch die Ernährungsgewohnheiten. Übermäßige Kalorienaufnahme, reichlicher Verzehr von Fleisch und Wurstwaren und steil ansteigender Konsum von alkoholischen Getränken sind sicher in erster Linie verantwortlich zu machen.

Ernährungstherapie hat die besten Aussichten auf Erfolg

Ernährungstherapie hat bei erhöhten Harnsäurewerten und Gicht die besten Aussichten auf Erfolg. Allerdings muß diese Therapie langfristig und konsequent durchgeführt werden. Ziel der Therapie ist es, die Zufuhr harnsäurebildender Purine in der Nahrung zu verringern und damit auch die Bildung von Harnsäure im Körper zu mindern.

> Ernährungstherapie sollte immer Vorrang vor einer Behandlung mit harnsäuresenkenden Medikamenten haben.

Ernährung des Gichtpatienten

Um langfristig einen Behandlungserfolg zu erreichen, muß die Ernährung weitgehend purinarm sein. Sie sollten am Tag nicht mehr als 130 g Fleisch, Fisch, Wurst oder Geflügel essen; ich empfehle grundsätzlich als eine schmackhafte Alternative zum Fleischverzehr Sojaprodukte (Tofu). Sie sollten Innereien wie Leber, Niere, Herz, Bries, Salzheringe, Hummer, Miesmuscheln und Ölsardinen, weiter Sprotten und Sardellen möglichst ganz aus Ihrem Speiseplan streichen.

Die Ernährung ist lakto-vegetabil auszurichten, d. h., Milch, Sauermilch, Molke, Quark, Käse, Sojagetränke und Tofu sind als Eiweißträger zu bevorzugen.

Meiden Sie, wenn es irgend geht, alkoholische Getränke.

Alkohol bewirkt im Gewebe eine Anreicherung von Milchsäure, die wiederum die Ausscheidung von Harnsäure durch die Nieren vermindert.

Der Organismus sollte basisch werden

Essen Sie reichlich Obst, Gemüse, Kartoffeln, Molke und Obstessig. Der Organismus wird so insgesamt mehr „basisch", was wiederum die Ausscheidung von Harnsäure erleichtert.

Täglicn mindestens 2 l Saft trinken

Trinken Sie reichlich über den Tag verteilt. Die Nieren können nur dann reichlich Harnsäure ausscheiden, wenn diese auch in Flüssigkeit gelöst ist. Es sollten mindestens 2 Liter am Tag sein; besser mehr. Am besten sind Obstsäfte (bitte mit gutem Wasser verdünnen) und Gemüsesäfte.

Fettstoffwechselstörungen

Die Fettstoffwechselstörung ist ein wichtiger Risikofaktor für die Ausbildung einer Arteriosklerose. Große epidemiologische Studien, wie die Framingham-Studie in den USA oder die Procam-Studie in Deutschland, konnten den Zusammenhang zwischen reduzierter Lebenserwartung und erhöhten Blutfettspiegeln beweisen.

Hypercholesterinämie

Die wichtigste Störung des Fettstoffwechsels ist die *Hypercholesterinämie* (Vermehrung des Cholesteringehalts im Blut). Eine weitere Entgleisung des Fettstoffwechsels ist die

Hypertriglycerinämie

Hypertriglycerinämie, bei der eine Fettgruppe (die Triglyceride) erhöht ist. Isoliert wird die Erkrankung beim Zuckerkranken recht häufig angetroffen. Doch in der Regel sind beide Störungen im Körper präsent.

Die Arterienwände werden durch zu hohen Fettgehalt geschädigt

Gefährlich ist die Fettstoffwechselstörung deshalb, weil die Arterienwände durch einen ständig zu hohen Fettgehalt im Blut geschädigt werden. Im Klartext: Je mehr Cholesterin sich im Blut befindet, desto größer ist auch die Gefahr eines Herzinfarkts.

Cholesterin

Cholesterin ist eine fettähnliche Substanz, die sowohl vom Körper selbst produziert wird – hauptsächlich in der Leber in einer Menge von etwa 1000 mg/Tag –, zum anderen aber auch mit der cholesterinhaltigen Nahrung aufgenommen wird.

Auch bei cholesterinfreier Ernährung kann es zu einem erhöhten Blutcholesterinspiegel kommen

Aber: Auch bei cholesterinfreier Ernährung kann es zu einem erhöhten Blutcholesterinspiegel kommen, dann nämlich, wenn der Organismus selbst zu viel Cholesterin produziert. Die mit der Nahrung aufgenommenen Fette werden im Dünndarm durch die Gallensäure emulgiert (= fein verteilt), dadurch vergrößert sich die Oberfläche der Fetttröpfchen und macht sie leichter aufspaltbar. Enzyme des Darms und der Bauchspeicheldrüse spalten dann diese emulgierten Fette in Glyzerin und Fettsäuren. So gelangen die Fette über den Dünndarm, genauer die Dünndarmzotten, in den Blutkreislauf. Im Blut werden die Fette in Fett-Eiweiß-Komplexen (Lipoproteinen) transportiert.

Lipoproteine

Nach einer fetthaltigen Nahrung strömt Fett aus dem Darm in das Blut (s. o.), und der Fettgehalt des Bluts kann kurzfristig ansteigen. Die Fließfähigkeit des Bluts verändert sich, da die Fettbestandteile dieses klebriger und dickflüssiger machen. Hinzu kommt eine allgemeine Verstärkung der Gerinnungsbereitschaft.

Der Mensch kann auf Cholesterin nicht verzichten

Der Mensch kann aber auf Cholesterin und verwandte Substanzen nicht verzichten; denn Cholesterin und Triglyceride (= Neutralfett) sind lebenswichtige Bestandteile des Bluts. Cholesterin ist z. B. ein unentbehrlicher Baustein für den Aufbau der komplexen Zellstrukturen, der Gallensäuren und verschiedener Hormone.

Ausgehend von all diesen Beobachtungen ist der Fettverzehr insgesamt sehr kritisch zu beurteilen.

20–30 % der Bevölkerung haben Fettstoffwechselstörungen

In der Bevölkerung sind Fettstoffwechselstörungen immerhin bei 20–30 % aller Erwachsenen anzutreffen. Der Arzt kann erst dann eine klare Diagnose bezüglich einer bestehenden Fettstoffwechselstörung machen, wenn 3 Messungen hintereinander das Ergebnis bestätigen.

Wie hoch dürfen die Cholesterinwerte ansteigen?

Eine schwierige Frage, haben doch gerade in den letzten Jahren die Wissenschaftler regelrechte Glaubenskämpfe untereinander ausgefochten. Langsam und vorsichtig konnte dann eine gemeinsame Hypothese formuliert werden: Das Risiko einer Bevölkerungsgruppe, an einer Herz-Kreislauf-Erkrankung zu sterben (vorzeitig), ist um so größer, je höher die durchschnittliche Cholesterinmenge im Blut in dieser Bevölkerungsgruppe ist.

Oberhalb von 200 mg/dl Cholesterin sollte ein Behandler aufgesucht werden

Heute wird von Medizinern gefordert, bei Gesamtcholesterinwerten oberhalb von 200 mg/dl eine Behandlung einzuleiten.

Meist ist eine Diät ausreichend, sinnvoll ist körperliche Aktivität (Radfahren, Wandern, Schimmen).

Gesamtcholesterin

LDL-Cholesterin

HDL-Cholesterin

Im Gesamtcholesterin des Bluts unterscheidet man *LDL-Cholesterin* (low density lipoprotein) und *HDL-Cholesterin* (high density lipoprotein). LDL-Cholesterin wirkt auf die Gefäßwände der Arterien schädigend ein, ist somit das Arteriosklerose fördernde Cholesterin, HDL-Cholesterin wirkt dagegen im gewissen Sinne als Schutzfaktor.

Im Gesamtcholesterin des Bluts sollte das „gute“ HDL-Cholesterin mindestens zu 45 % bei Männern und zu 55 % bei Frauen vertreten sein.

Das heißt für Sie: Bei einer Untersuchung des Bluts sollten nicht nur das Gesamtcholesterin, sondern auch die Einzelfraktionen bestimmt werden.

Risiko für die Entstehung einer Arteriosklerose

Eine unbehandelte Fettstoffwechselstörung ist maßgeblich verantwortlich für die Entstehung einer Arteriosklerose. Besonders gefährlich wird die Fettstoffwechselstörung dann, wenn diese in Kombination mit einer Hypertonie (siehe dort) auftritt.

Was kann ich tun, damit sich eine Fettstoffwechselstörung erst gar nicht entwickelt, bzw. wie kann ich die Therapie unterstützen?

Ernährung bei Fettstoffwechselstörungen

Ganz oben in der therapeutischen Rangfolge steht eine Umstellung der Nahrung. Leider war in den Überlegungen und Ratschlägen der derzeit gültigen Lehrmedizin die Umstellung der Ernährung kein Thema, obwohl sich erfreulicherweise in den letzten Jahren auch hier ein Sinneswandel abzeichnet. Die Patienten werden es danken!

Eine konsequente Umstellung ist notwendig

Allerdings müssen wir festhalten: Bei Fettstoffwechselstörungen sind ernährungstherapeutische Bemühungen nur dann von Erfolg belohnt, wenn sie richtig, das heißt *konsequent* durchgeführt werden.

Ziel der Ernährungsbehandlung

Das Ziel der Ernährungsbehandlung muß eine Entlastung des Fettstoffwechsels sein. Das bedeutet: Der Anstieg der Blutfette nach einer Mahlzeit muß möglichst gering gehalten werden.

Eine weitere wichtige Zielsetzung ist es, die Fließfähigkeit des Bluts möglichst konstant zu halten. Wir müssen versuchen, die im fettreichen Blut vorhandene Tendenz zu einer

verstärkten Zusammenballung (Gefahr einer Thrombose, Gefahr eines Gefäßverschlusses) zu beseitigen.
Vergleichen Sie auch die Hinweise für die Ernährung des Gichtkranken!

Wie sollten Sie sich bei der Ernährung verhalten?

Energiezufuhr verringern

1. Die Energiezufuhr in der täglichen Nahrungsmenge muß verringert werden.

Fettverzehr deutlich reduzieren

2. Der Patient muß seinen Fettverzehr deutlich reduzieren, insbesondere den Fettverzehr gesättigter Fettsäuren aus fetthaltigen Lebensmitteln (fettes Fleisch, fetthaltige Wurst, fetter Käse u. a.).

Ungesättigte Fettsäuren bevorzugen

3. Die Aufnahme ungesättigter und hochungesättigter Fettsäuren aus Pflanzenölen und Pflanzenfetten muß gesteigert werden.

Einen Fettwechsel anstreben

4. Insgesamt ist ein „Fettwechsel" vorzuschlagen. Das heißt, daß bestimmte Nahrungsmittel mit überwiegend tierischen Fetten (gesättigte Fettsäuren) im täglichen Speiseplan „ausgewechselt" werden gegen solche, die überwiegend ungesättigte und hochungesättigte Fettsäuren enthalten (z. B. Sonnenblumenöl).
   Achten Sie beim Kauf dieser Pflanzenöle, daß diese möglichst naturbelassene Fette enthalten. Das bedeutet: Die Pflanzenöle müssen kaltgepreßt worden sein, also nicht raffiniert (nicht durch Extraktion gewonnen, nicht gebleicht und nicht bei hohen Temperaturen gedämpft).

Zuckerverzehr einschränken

5. Der Verzehr von Zucker (einfache Kohlenhydrate) sollte möglichst eingeschränkt, besser ganz eingestellt werden. Zucker stört nicht nur die Abläufe im Fettstoffwechsel, er ist auch ein Bestandteil des Fettstoffwechsels. Zucker macht bekanntlich dick, wird also umgewandelt in Fett, und ist auch ein „Vitaminräuber", entzieht dem Körper durch Verstoffwechselung wichtige Vitamine.

Das sollten Sie meiden!

6. Noch einmal: Fett in der Nahrung beeinflußt die Triglyceride, Cholesterin beeinflußt den Cholesteringehalt im Blut. Das bedeutet für Sie: weniger Eigelb, weniger Butter, weniger fette Käsesorten, weniger fettes Fleisch, keine Innereien (siehe auch bei Gicht), keine Austern. Siehe dazu auch die Tabellen *Fette in Nahrungsmitteln* und *Cholesteringehalt in Nahrungsmitteln* im Anhang.

Was können Sie sonst noch tun, damit der Cholesterinspiegel im Normbereich bleibt?

Knoblauch

In der Naturheilkunde ist *Knoblauch* ein seit alters her bekanntes und ausgezeichnetes pflanzliches „Allheilmittel". Knoblauch entfaltet in vielen Bereichen unseres Körpers eine heilende und regulierende Wirkung.

Schon im Mittelalter war Knoblauch als ein vielseitiges Heilmittel beliebt. Hildegard von Bingen, Paracelsus, Lonicerus, Matthiolus und andere Autoren diverser Kräuterbücher schätzten den Knoblauch. Besonders die Wirkung gegen Würmer und Hautparasiten machte ihn im Mittelalter unentbehrlich.

Knoblauch ist eine einjährige, krautige Pflanze mit einem bis etwa 50 cm hohen Stengel. Die Knoblauchzwiebel wird bis etwa faustgroß und ist von weißen, häutigen Schalen umhüllt.

Der frische Knoblauch (= frische Knoblauchzwiebel) besteht zu etwa 66 % aus Wasser. Der Rest setzt sich zusammen aus stickstoffhaltigen und stickstofffreien Substanzen.

Knoblauch schützt vor einer Arteriosklerose

Eine besondere Knoblauchwirkung ist der Schutz vor der Entstehung einer Arteriosklerose. Die Ergebnisse zahlreicher Untersuchungen weisen darauf hin, daß Knoblauchöle und Knoblauchextrakte die Abläufe der Arteriosklerose, vor allem aber einen erhöhten Blutfettspiegel, positiv beeinflussen.

Knoblauch senkt den Blutfettspiegel

Knoblauch bewirkt eine Senkung des Cholesterin-Triglycerid-Blutfettspiegels bei gleichzeitiger Erhöhung des HDL-Spiegels.

Im Tierversuch konnte der cholesterinsenkende Effekt des Knoblauchs nachgewiesen werden. Aber auch die Versuche mit freiwilligen Testpersonen verliefen durchaus positiv. Bei einem Versuch an gesunden Versuchspersonen konnte bei einer Gabe von 3 g frischem Knoblauch täglich der Cholesterinspiegel im Mittel um 29,3 mg/100 ml Blut gesenkt werden.

Knoblauch senkt den Blutdruck

Knoblauch kann erhöhte Blutdruckwerte senken. Wie Sie bereits wissen, ist Bluthochdruck ein wichtiger Faktor für die Entstehung einer Arteriosklerose. Die experimentelle klinische Anwendung von Knoblauch bei Patienten mit einer Hypertonie führte in der Mehrzahl der Fälle zu einer Absenkung des Blutdrucks systolisch um 8–33 mm Hg und des diastolischen Blutdrucks um 4–20 mm Hg.

Körperliche Bewegung

Die eingangs erwähnten Studien brachten auch den Nachweis, daß der Fettstoffwechsel durch Bewegung, also durch körperliche Betätigung, günstig beeinflußt wird.

Das Wissen um diese Zusammenhänge gibt der Therapie des entgleisten Fettstoffwechsels ganz neue Akzente. Kann doch der Patient jetzt sowohl über die Umstellung der Ernährung und die Einnahme von Knoblauch als auch aktiv über Bewegung an seiner Erkrankung „arbeiten".

Der Muskelstoffwechsel spielt in der positiven Beeinflussung des Fettstoffwechsels die entscheidende Rolle. Durch körperliche Aktivität beim Jogging, Fahrradfahren, Ballspielen, Schwimmen usw. kommt es zu einem erhöhten Energieumsatz.

Sport begünstigt die HDL-Werte

Sport verbessert nicht nur das Verhältnis der Triglyceride, sondern hebt auch die notwendige Menge der (guten!) HDL-Fette an. Sport hat aber auch eine Wirkung auf den Bluthochdruck. Durch Sport wird der Blutdruck, sofern es sich noch nicht um eine „feste" Hypertonie handelt, deutlich gesenkt. Im Zweifel fragen Sie natürlich Ihren Therapeuten.

Bewegungsarmut

Ein weiterer wichtiger Risikofaktor ist die mangelnde Bewegung.

Folgen der Bewegungsarmut

Folgen einer Bewegungsarmut sind:

- Erschlaffung der Blutgefäßmuskulatur, nachlassende Kraft des Herzens,
- ungenügende Sauerstoffzufuhr im Gewebe, vermutlich ebenfalls ein Faktor, der die Arteriosklerose begünstigt,
- verminderter Kalorienverbrauch mit einer nachfolgenden Gewichtszunahme,
- Anstieg der schädlichen Blutfette (LDL) und Absinken der nützlichen Fette (HDL),
- vorzeitiger „Verschleiß" der Gefäßwände und Blutgerinnungsstörungen mit Anlagerungen/Einlagerungen in den Arterien, hervorgerufen in der Regel durch eine Verlangsamung des Blutstroms und einer mangelhaften Durchblutung der Arterien selbst.

Wie sollten Sie sich bewegen?

Vor einer körperlichen Belastung den Behandler konsultieren

Vor einer körperlichen Belastung müssen Sie Ihren Behandler konsultieren. Nur er kann entscheiden, ob Sie eine Erkrankung haben, die eventuell gegen ein körperliches Training spricht.

Rückenschwimmen

Sie sollten sich Sportarten auswählen, die Ihnen auch „liegen". Am besten ist regelmäßiges Schwimmen, allerdings dann Rückenschwimmen, Sie schonen so Ihre Wirbelsäule. Beim Rückenschwimmen vermeiden Sie eine physiologisch ungünstige Verkrümmung der Hals-, Brust- und Lendenwirbelsäule, wie dies beim Brustschwimmen häufig die Regel ist.

Radfahren und Skilanglauf

Ebenfalls sinnvoll ist ausgedehntes Radfahren oder im Winter Skilanglauf. Wer es von den Gelenken her verträgt, kann auch regelmäßig joggen. Im Grunde sind alle Sportarten empfehlenswert, bei denen es zu keiner akuten Gelenkbelastung kommt (z. B. Fußball) und die Blutdruckbelastung durch Pressen oder ähnliches im Rahmen bleibt.

Der Puls sollte auf 130 Schläge/Minute steigen

Sie sollten so trainieren, daß Sie ihren Puls für die Dauer von 20 Minuten auf etwa 130 Schläge/Minute hochtreiben, und zwar 3mal die Woche.

Sind Sie älter als 50 Jahre gilt allerdings eine Einschränkung: Der über 50jährige geht von der Zahl 180 aus und zieht von dieser Zahl sein Lebensalter ab. Bei einem gesunden 55jährigen ergibt sich dann folgende Rechnung: 180–55 = Puls 125.

3mal pro Woche trainieren

Als sinnvoll hat sich eine Trainingssequenz von 3mal in der Woche erwiesen. Sie trainieren also 3mal pro Woche für die Dauer von etwa 20 Minuten.

Hindernisse

Für viele Menschen ist Bewegung ein Greuel, und es wird versucht, sich herauszureden mit der Entschuldigung „man fände ja keine Zeit" und überhaupt „sehe man keinen Sinn in einer übermäßigen Anstrengung". Nun, diese Ansichten sind sicher falsch und brauchen auch nicht weiter kommentiert zu werden. Der Mensch ist von seinem Körperbau, von seiner „Konstruktion" her, auf Bewegung angewiesen. Fehlt ihm diese, wird er krank.

Erschwerend für die Behandlung der dann meist auftreten-

Die meisten Krankheiten beeinflussen sich gegenseitig

den Herz- und Kreislauferkrankungen, aber auch für die bereits beschriebenen Stoffwechselstörungen ist, daß sich die meisten Krankheiten gegenseitig beeinflussen. Ein hoher Blutdruck zieht eine Arteriosklerose an, Fettstoffwechselstörungen verursachen ebenfalls ein Gefäßleiden mit nachfolgender Hypertonie.

Sie werden durch fehlerhafte Ernährung und mangelhafte Bewegung begünstigt

Die Krankheiten werden, sofern keine erbliche Disposition an 1. Stelle steht, durch fehlerhafte Ernährung und mangelhafte Bewegung begünstigt – ein Umstand, der in der Therapie immer noch zu wenig berücksichtigt wird.

Der Patient, der mit Beschwerden in die Praxis kommt, läßt sich nur sehr schwer von einer notwendigen Bewegungstherapie überzeugen. Verlangt wird ein gutes, starkes Medikament, das die Beschwerden beseitigen soll. Dabei ist Eigenleistung, also vermehrte Bewegung, genauso erforderlich wie ausgewählte Knoblauchpräparate und eine sinnvolle Umstellung der Ernährung!

Übergewicht

Die genaue Bedeutung des Übergewichts im Rahmen der Entstehung einer Arteriosklerose ist noch unklar. Denn die Definition des Begriffs *Übergewicht* ist schon schwierig genug.

Nicht jeder Übergewichtige ist fett

Nicht jeder Übergewichtige ist *fett*, Schwerarbeiter oder Athleten überschreiten das Sollgewicht häufig, ohne gleichzeitig fett zu sein. Allerdings kann bei muskulär Untrainierten eine geringe Gewichtszunahme schon eine deutliche Zunahme des Körperfettanteils anzeigen.

Dicke Menschen leben kürzer als dünne

Grundsätzlich gilt: Eine Gewichtszunahme ist dann als bedenklich anzusehen, wenn durch sie eine Verkürzung der Lebenszeit zu erwarten ist. Schon im Altertum war bekannt, daß dicke Menschen kürzer leben als dünne.

Vermehrtes Auftreten von Diabetes, Gicht und anderen Stoffwechselstörungen

Bei Übergewicht (= Fettsucht) kommen Diabetes, Gicht und andere Stoffwechselstörungen vermehrt vor. Der Verlauf der Fettsucht ist von den Komplikationen abhängig. Komplikationen sind vor allem der erhöhte Blutdruck, der bei Fettleibigen überdurchschnittlich häufig angetroffen wird. Er ist, wie Sie bereits wissen, mitverantwortlich für die Ausbildung einer Arteriosklerose. Die Arteriosklerose wiederum ist ein

wesentlicher Risikofaktor – gerade im Zusammenhang mit Übergewicht – für Herzinfarkt und Schlaganfall.
Wir wissen aus den statistischen Erhebungen der Lebensversicherer, daß die Lebensaussichten eines mäßig Übergewichtigen in der Regel gut sind, sich dagegen bei erheblichem Übergewicht deutlich verschlechtern. Treten Komplikationen hinzu, ist bei allen Übergewichtigen die Prognose gegenüber Normalgewichtigen schlechter.

Wie errechnet man das Normalgewicht?

Berechnung nach Broca

Die bequemste und zumeist benutzte Formel lautet:

Körperlänge in cm – 100 = Sollgewicht in Kilogramm nach Broca.

Broca-Soll x 0,85 = Sollgewicht für Frauen,

Broca-Soll x 0,90 = Sollgewicht der Männer.

Bei dieser Berechnung bleibt die Statur, also der Körperbau, unberücksichtigt. Das gleiche gilt für den in der angelsächsischen Literatur beliebten *body mass index* (BMI), der ebenfalls Gewicht und Körperlänge zueinander in Beziehung setzt.
Am besten ist aber die Formel nach Bornhardt, die nicht nur die Körperlänge, sondern auch die Statur berücksichtigt und außerdem die statistischen Erfahrungen der Lebensversicherer miteinbezieht:

Formel nach Bornhardt

$$\frac{\text{Körperlänge in cm x mittlerem Brustumfang in cm}}{240} = \text{Sollgewicht (kg)}$$

Wir nehmen zuviel Energie auf

Wir essen und trinken wesentlich mehr, als unser Körper verbrauchen kann, und verschieben damit die Energiebilanz.

Ausgeglichene Energiebilanz

Die Energiebilanz unseres Körpers ist ausgeglichen, wenn die Energiezufuhr in Form von Nahrung und die Energieabgabe in Form von Wärme, Arbeit und Ausscheidung (Urin, Kot) gleich sind.
Wird aber bei konstanter Energieabgabe die Nahrungsmenge (Energiezufuhr) gesteigert oder bei konstanter Energiezufuhr (= gleiche Nahrungsmenge) die Energieabgabe verringert,

Positive Energiebilanz

kommt es zu einer *positiven Energiebilanz*, das heißt, die nicht verbrauchten Nahrungsstoffe werden in Fett umgewandelt

und in den entsprechenden Zonen des menschlichen Körpers abgelagert.
Jede Kleinigkeit, die wir mehr essen als wir brauchen, wird in Depotfett umgewandelt: Der Mensch wird dick.

Ernährung bei Übergewicht

Da den meisten Menschen heute klar geworden ist, daß Sie etwas gegen ihr Übergewicht tun müssen, werden verschiedene Diäten ausprobiert. Es gibt keine Zeitschrift, die noch nicht eine „Wunderdiät“ angeboten hätte. Da werden wirkliche Wunder versprochen durch Spritzen, Pillen, Saunaanzüge, Akupunktur usw.

Erfolge durch Diäten sind nur von kurzer Dauer

Leider sind die Erfolge, nämlich die Reduktion des Gewichts, sofern überhaupt nachweisbar, nur von sehr kurzer Dauer. Binnen kürzester Zeit ist das ursprüngliche Gewicht wieder da, und meist hat sich noch das eine oder andere Pfund dazugesellt.
Ich möchte Ihnen im Folgenden einige Verhaltensweisen nennen, mit denen Sie diesen Teufelkreis durchbrechen können. Es handelt sich hierbei um Strategien, die Ihren Kampf gegen das Übergewicht erfolgreich unterstützen sollen.

Setzen Sie sich selbst unter Druck

1. Versuchen Sie, sich selbst ein wenig unter Druck zu setzen; das hilft, den inneren „Schweinehund“ zu überwinden, suchen Sie sich vor Beginn der Diät einen Partner, der wie Sie abnehmen möchte, erzählen Sie möglichst vielen Freunden oder Verwandten, daß Sie eine Diät durchführen. Allerdings: Das ist nur dann sinnvoll, wenn es sich um eine der ersten Diäten handelt, haben Sie dagegen schon „viele“ Diäten ausprobiert, dann würde ich den erneuten Versuch für mich behalten.

Bestimmter Eßplatz

2. Suchen Sie sich einen bestimmten Eßplatz, zu Hause oder auch am Arbeitsplatz, nur dort darf gegessen werden. Der Fernsehsessel kommt als Eßplatz nicht in Frage!

Nebentätigkeiten vermeiden

3. Alle Nebentätigkeiten während des Essens müssen vermieden werden,

Langsam essen

4. Langsam essen! Nehmen Sie nur kleine Bissen zu sich, und kauen Sie gründlich. Mindestens 20mal jeden Bissen gut durchkauen. Und bedenken Sie: Die Verdauung beginnt bereits im Mund durch ein Enzym des Speichels, Sie nehmen, sofern Sie gründlich kauen, dem Magen ei-

nen Teil der Arbeit ab. Ich vermute, ein Großteil der heutigen Beschwerden im Magen-Darm-Trakt wird mitverursacht von einem zu hastigen Essen; der Magen ist einfach überfordert.

Bis 5mal am Tag essen

5. Essen Sie bis zu fünfmal am Tag. Vorteil: Der Magen ist immer ein wenig beschäftigt; Sie verhindern so das Aufkommen eines „Heißhungers". Wählen Sie exakte Zeiten aus, in denen Sie essen.

Auf den Geschmack achten

6. Achten Sie beim Kauen und Einspeicheln der Nahrung auf den Geschmack der Speisen.

Jeden Bissen halbieren

7. Gewöhnen Sie sich an, jeden Bissen, bevor Sie ihn in den Mund führen, noch einmal zu halbieren. So wird die Eßmenge subjektiv größer.

Das Besteck nach jedem Bissen hinlegen

8. Legen Sie nach jedem Bissen Ihr Besteck aus der Hand. Sie dürfen das Besteck erst dann wieder in die Hand nehmen, wenn der Mund restlos geleert ist.

Auf dem Tisch nur das, was Sie essen

9. Auf dem Tisch dürfen sich nicht mehr Nahrungsmittel befinden, als Sie essen dürfen!

Den Tisch abräumen

10. Sofort nach dem Essen sollten Sie den Tisch abräumen.

Nahrungsmittel nur in der Küche lagern

11. Die Nahrungsmittel dürfen nur in der Küche gelagert werden und dort möglichst im Kühlschrank oder so, daß Sie sie nicht so ohne weiteres sehen können.

Nur das einkaufen, was Sie benötigen

12. Achten Sie beim Einkauf darauf, daß Sie wirklich nur die Nahrungsmittel einkaufen, die Sie auch für Ihre Diät benötigen.

Einkäufe nach den Mahlzeiten erledigen

13. Die Einkäufe sollten nur nach den Mahlzeiten erledigt werden; wer satt ist, kauft weniger Lebensmittel ein.

Appetit ist nicht gleich Hunger

14. Zum Schluß: Verwechseln Sie Appetit nicht mit Hunger. Fragen Sie sich immer vor dem Essen, ob Sie wirklich jetzt essen müssen.

Zusammenfassung

Übergewicht ist nur ein Faktor bei der Entstehung einer Arteriosklerose.
Gesundheitlich bedenklich ist beim Übergewichtigen vor allem die Kombination verschiedener Risikofaktoren: Hypertonie (ein Übergewichtiger hat meist einen hohen Blutdruck), Gicht, Diabetes und Fettstoffwechselstörungen. Die Krankheiten beeinflussen sich gegenseitig, potenzieren wahrscheinlich auch die gesundheitliche Gefährdung.

Eine Gewichtsreduzierung ist unbedingt anzustreben

Der übergewichtige Patient sollte sich der Gefahr eines Übergewichts und eines bereits vorhandenen anderen Risikofaktors bewußt sein. Eine Gewichtsreduzierung ist unbedingt anzustreben.

Die Übersäuerung des Organismus

Ein weiterer Bereich, der intensiv über die Ernährung beeinflußt wird, ist der Säure-Basen-Haushalt des Körpers.*

Viele Nahrungsmittel sind stark säurebildend

Viele Nahrungsmittel sind stark säurebildend und belasten dadurch die Regelmechanismen im Körper. Die Übersäuerung des Körpers ist ein Thema, dem imer noch viel zu wenig Bedeutung bei der Behandlung chronischer Krankheiten beigemessen wird. Gerade aber auch für die Entwicklung der Arteriosklerose ist die Übersäuerung ein sicher nicht zu unterschätzender Faktor.

Das im menschlichen Körper vorhandene Säure-Basen-Verhältnis hat einen entscheidenden Einfluß auf sämtliche Lebensvorgänge in unserem Körper. Im Idealfall ist dieses Verhältnis ausgeglichen. Die Verschiebung in den sauren Bereich ist eine typische Begleiterscheinung der stark im Zunehmen begriffenen Stoffwechselstörungen.

Körperwasser spielt eine wichtige Rolle

Die entscheidende Rolle in diesem Wechselspiel der Säuren und Basen spielt das Wasser, genauer das Körperwasser.

Wasser ist zugleich Lösungsmittel, Transportvehikel, Wärmepuffer, Kühlmittel und Mittler der Informationsübertragung der Körperzellen untereinander. Im menschlichen Körper müssen konstante Verhältnisse zwischen Wasser und gelösten Substanzen herrschen, die nur in sehr geringen Grenzen einer Schwankung unterworfen sein dürfen. Verschiedene komplexe Regelmechanismen sorgen für ausgeglichene, den Erfordernissen lebender Organismen angepaßte Verhältnisse. Ein bedeutender Indikator für Gesundheit und Wohlbefinden ist der pH-Wert des Gewebes.

Lösungen mit höherer Wasserstoffionenkonzentration haben einen niedrigeren pH-Wert und werden als sauer, Lösungen mit niedrigerer Wasserstoffionenkonzentration haben einen

* Siehe hierzu besonders den Ratgeber „Gesund durch Entsäuerung – Das Säure-Basen-Gleichgewicht wiederherstellen und erhalten“, von Harald Hosch, Jopp-Verlag, Wiesbaden, ISBN 3-926955-55-4.

höheren pH-Wert und werden als basisch bezeichnet. In lebenden Organismen sind sowohl Basen als auch Säuren enthalten. Die vorhandenen Mengen befinden sich allerdings nicht in einem konstanten Verhältnis zueinander, sondern sind einem ständigen Wechsel unterworfen. Einmal überwiegen die Basen, das andere Mal überwiegen die Säuren.

Symptome für eine mögliche Gewebeübersäuerung

Befindlichkeitsstörungen als Hinweis auf eine mögliche Gewebeübersäuerung:

- Abgeschlagenheit,
- Arbeitsunlust (?),
- Appetitlosigkeit,
- Schlafstörungen,
- Verstopfung,
- Kopfschmerzen,
- unreine Haut usw.

Krankheiten, die durch Übersäuerung gefördert werden

Krankheiten die besonders durch ein übersäuertes Gewebe gefördert werden:

- Arteriosklerose,
- Diabetes,
- Gicht,
- Lebererkrankungen,
- Herz- und Kreislaufstörungen
- Bluthochdruck,
- Verstopfung,
- Bronchitis,
- Asthma,
- Migräne,
- Krebs (?).

Das Säure-Basen-Gleichgewicht wird von der Atmung und der Nierenfunktion geregelt. Dabei übernehmen die Lungen die Ausscheidung der flüchtigen Kohlensäure als Kohlendioxid, die Nieren die Regulation durch Ausscheidung der überschüssigen Wasserstoffionen.

Therapie der chronischen Übersäuerung

Nach meinem Verständnis kommen verschiedene Möglichkeiten in Betracht, die zum Teil allein oder auch in Kombination angewendet werden können.

Atemtherapie (siehe auch bei „Venenerkrankungen")

Richtige Atmung muß gelernt werden

Gerade die gezielte Atmung wird in der Behandlung noch nicht gebührend berücksichtigt. Die richtige Atmung will erlernt sein, und immer wieder muß ich feststellen, daß viele Menschen vergessen haben, richtig zu atmen. Gerade bei chronischen Erkrankungen wird häufig Sauerstoffmangel und eine Übersäuerung der Gewebe festgestellt! Ich meine, mit einer richtigen, gezielten Atemtherapie lassen sich sehr schöne Erfolge erzielen.

Hauptfunktionen der Atmung

Die Hauptfunktionen der Atmung:

- Versorgung des Organismus mit Sauerstoff,
- Abtransport der überschüssigen Kohlensäure aus den Zellen.

Alveolen

Der Gasaustausch zwischen Atemluft und Blut (Hämoglobin) findet in den *Alveolen* (Lungenbläschen) statt; für beide Lungen rechnet man 300–750 Millionen Lungenbläschen. Die für den Gasaustausch zur Verfügung stehende Gesamtoberfläche beträgt beim Durchschnittseuropäer etwa 200 m².

Einfache Atemübungen

Regeln

Allgemeine Regeln:

- Nie unmittelbar nach einer Mahlzeit üben.
- Fühlen Sie sich während der Übungen unwohl (Kopfschmerzen, Schwindel, Beklemmungen, Herzsensationen usw.), dann sollte die Behandlung abgebrochen werden. Ursache ergründen!
- Wenn irgend möglich immer an der frischen Luft üben.
- Auf bequeme Kleidung achten! Keine Gürtel, enge Kleidung usw.
- Soll mit den Atemübungen ein festes Ziel erreicht werden, dann sollten die Übungen immer zur gleichen Tageszeit angesetzt werden. Die Übungen sollen zur Gewohnheit werden! Der Atem ist nun die Medizin!
- Nicht mit der Uhr die Therapie beherrschen wollen! Lassen Sie dem Körper die Freiheit, so zu atmen, wie die Natur dies für richtig hält.
- Möglichst wenig Übungen ansetzen, bei denen der Atem angehalten werden soll. Mit solchen Übungen werden meist vorhandene inner Spannungen durch den aufgebauten Druck nur zusätzlich verstärkt!

Bauchatmung

Eine Atemübung möchte ich vorstellen: die *Bauchatmung*. Sie legen sich auf den Rücken und die Hände auf ihren Bauch, und zwar unterhalb (!) des Bauchnabels. Die Daumen liegen dabei am Bauchnabel, die kleinen Finger etwa in der Leistenbeuge. Sie atmen so aus, daß ihr Bauch in Richtung Boden „einfällt". Beim Einatmen wird diese leichte Anspannung, die ja durch die Ausatmung entstanden ist, langsam wieder gelöst. Dabei fällt auf, daß nun der Bauch – scheinbar von allein – sich so weit vorwölbt, wie dies für einen tiefen Atemzug erforderlich ist.
Wichtig: Nicht den Bauch mit Gewalt vorpressen, dadurch wird eine Hyperlordose (extremes Hohlkreuz) provoziert.

Vorteile der Bauchatmung

Die Vorteile der Bauchatmung sind vielfältig:
- verbesserte Lungendurchlüftung, damit leichterer Abtransport von Kohlendioxid; vermutlich leichtere Entsäuerung des Gewebes.
- Wirkung auf die Darmperistaltik (= Darmbewegung),
- Anregung des venösen Rückflusses (siehe auch im Kapitel Venenerkrankung).

Manuelle Lymphdrainage

Mit der manuellen Lymphdrainage wird die Tätigkeit der Lymphgefäße angeregt, bzw. der Therapeut versucht, Lymphflüssigkeit über Ausgleichgefäße in andere Körperbereiche zu verschieben. Gleichzeitig wird der Abtransport von „liegengebliebener" Lymphflüssigkeit beschleunigt und damit das Gewebe in seiner Grundstruktur entsäuert.

Medikamentöse Therapie des übersäuerten Körpers

Einige Mittel zu Auswahl:
- *Alkala*, ein Gemisch starker Basen, Hersteller: Sanum-Kehlbeck.
- *Entsäuerungssalz* nach Dr. med. Bösser (Reg.-Nr. 46158).
- Neukönigsförder Mineraltabletten.

Im oben empfohlenen Buch von Harald Hosch („Gesund durch Entsäuerung") finden Sie eine Tabelle, die verschiedene Nahrungsmittel hinsichtlich der Säuren- und Basenbelastung einordnet.

Streß als Arteriosklerose-Risiko

Niemand kann dem Streß ausweichen

Streß hat das Leben des Menschen seit Urzeiten begleitet, und auch heute kann ihm niemand mehr ausweichen. Seien es berufliche oder private Probleme, sei es Unfall oder Tod naher Angehöriger, im menschlichen Leben ist Streß allgegenwärtig. Wenn ein Mensch sich einer Situation gegenübersieht, die er nicht bewältigen kann, entsteht Streß. Der Streß kann, sofern er lange genug anhält, zu Krankheit und Zusammenbruch führen.

Psychsozialer Streß

Streß, genauer: *psychosozialer Streß*, ist abhängig von der Gesellschaft, also dem Umfeld. Die moderne Industriegesellschaft provoziert Streß in einem früher nicht gekannten Ausmaß. Der psychosoziale Streß läßt schon Kinder, aber auch Erwachsene und erst recht alte Menschen im Geist vereinsamen und regelrecht verkümmern, während ihnen von der Medizin eine Fülle an lebensverlängernden Maßnahmen für den rein stofflichen Körper angeboten wird.

Vegetative Störungen durch Streß

Psychosozialer Streß ruft auch immer mehr vegetative Störungen hervor: Kreislaufstörungen, Magen-Darm-Störungen, Kopfschmerzen nichtorganischer Ursache, Herzrhythmusstörungen usw. Werden diese Störungen nicht richtig behandelt, d. h., werden nur die Symptome behandelt, dann können aus anfänglich noch funktionellen Beschwerden im Lauf der Zeit massive organische Erkrankungen werden.

Streß begünstigt auch die Arteriosklerose

Streß begünstigt auch die Arteriosklerose. Denn: Als Reaktion des Körpers auf Streß läuft wie schon seit Jahrtausenden das ewig gleiche Programm ab. Der Körper setzt sich selbst in „Alarmbereitschaft“, um der Streßursache entweder mit einem Angriff zu begegnen oder sein Heil in der Flucht zu suchen. Die Alarmbereitschaft fördert eine Erhöhung des Blutdrucks, Beschleunigung des Herzschlags sowie einen Anstieg der Cholesterinwerte. Die Cholesterinwerte steigen im Extrem um bis zu 40 % an! Ein andauernd erhöhter Cholesterinspiegel ist ein wichtiger Risikofaktor für die Entstehung einer Arteriosklerose (siehe auch Seite 40 ff.).

Die Cholesterinwerte steigen um bis zu 40 % an

Die unbehandelte Arteriosklerose und ihre Spätfolgen

Angina pectoris

Ursache

Übersetzen läßt sich Angina pectoris etwa mit „enger Brust". Ursache ist meist eine arteriosklerotisch bedingte Verengung der Herzkranzgefäße. Das Herz erhält dann bei körperlicher Belastung nicht die erforderliche Menge an Nähr- und Sauerstoff. So tritt der typische Angina-pectoris-Schmerz nach Anstrengung auf. Er kann sich aber auch in der Ruhe, auch im Schlaf, bemerkbar machen.
Jeder Muskel, der zuwenig Sauerstoff/Nährstoffe erhält, reagiert mit Schmerz.

Symptome

Der Patient leidet unter extremer Unruhe und Angstgefühl, die Brust scheint von einem „eisernen Ring" umschlossen zu sein. Der typische Schmerz sitzt unter dem Brustbein und kann in beide Arme, den Hals oder in den Oberbauch ausstrahlen.

Grundkrankheit ist die Arteriosklerose

Die Grundkrankheit ist die Arteriosklerose. Solange diese nicht gezielt angegangen wird (Änderung der Ernährung, wohldosierte Bewegung, Minimierung der Risikofaktoren), wird das sich immer mehr verengende Blutgefäßsystem die bestehende Angina pectoris weiter verschlechtern. Die Herzschmerzen nehmen an Heftigkeit und Dauer zu.

Nitropräparate

Eine Zeitlang können Nitropräparate hilfreich sein; mit Nitroglyzerin werden die verengten Herzkranzgefäße leicht erweitert, und damit wird das Sauerstoffangebot an den Herzmuskel verbessert.
Angina-pectoris-Anfälle sind meist nur kurz; wird die Arteriosklerose aber nicht behandelt, kann sich aus einer Angina pectoris ein Herzinfarkt entwickeln.

Herzinfarkt

Leiden Sie bereits an Angina-pectoris-Schmerzen, und der typische Schmerz verändert sich in Intensität, Art und Dauer, und wirken die sonst so hilfreichen Nitropräparate nicht, besteht der Verdacht auf einen Herzinfarkt!

Der Schmerz eines akuten Herzinfarkts ist ähnlich dem einer akuten Angina pectoris. Typische Zeichen sind

Typische Zeichen für einen Herzinfarkt

- schwere Atembeklemmung (der „eiserne Ring" um die Brust),
- starker Schmerz unter dem Brustbein (ein Vernichtungsschmerz),
- Ausstrahlung der Schmerzen in die Arme, in den Kiefer oder in den Oberbauch,
- Todesangst,
- kalter Schweiß, rasender Puls, Bewußtlosigkeit,
- der Schmerz dauert länger an (im Unterschied zur Angina pectoris),
- das Nitrospray zeigt keine Wirkung.

Der Herzinfarkt kommt plötzlich

Im Unterschied zum Angina-pectoris-Anfall kommt der Herzinfarkt „wie ein Blitz aus heiterem Himmel", oft sogar aus der Ruhe, also ohne vorherige körperliche Belastung, nachts, scheinbar ohne Vorboten.

Gar nicht selten ist der Herzinfarkt raffiniert getarnt, zeigt sich nicht mit den klassischen Symptomen. Dann werden die Zeichen verkannt, für harmlose Oberbauchbeschwerden gehalten und damit kostbare Zeit vergeudet.

Ursache des Herzinfarkts

Ursache des Herzinfarkts ist eine Verengung oder der völlige Verschluß einer Herzkranzarterie. Dadurch ist der für den Herzmuskel benötigte Sauerstoff in Teilen der Muskulatur nicht in ausreichendem Maße vorhanden, und der Herzmuskel bzw. Teile von ihm sterben an Sauerstoffmangel.

Der Verengung der Koronararterien (der Herzkranzarterien) liegt immer eine Arteriosklerose zugrunde!

Die 1. Stunde nach einem Infarkt ist die wichtigste

In der 1. Stunde nach Infarktbeginn suchen nur 60 % der Infarktpatienten einen Arzt auf, doch ist die 1. Stunde die wichtigste überhaupt. Denn das Blutgerinnsel, das meist die Ursache für den Verschluß der Herzkranzarterie ist, kann vom Arzt mit entsprechenden Medikamenten rasch wieder aufgelöst werden. Damit verhindert der Arzt das Absterben des betroffenen Herzmuskelteils. *Also:* Sofort den Hausarzt oder den örtlichen Rettungsdienst benachrichtigen. Bedenken Sie: *Lieber einmal zuviel zum Arzt, als einmal zu spät!*

Sofort den Notarzt benachrichtigen!

Wie sollten Sie sich nach einem Herzinfarkt verhalten?

Wichtig ist ein Abbau der Risikofaktoren und eine Entlastung des Patienten im physischen und emotionalen Bereich. Sinnvoll ist der längerfristige Aufenthalt in einem Rehazentrum für Herz- und Kreislauferkrankungen. Auf lange Sicht ist aber ein erneuter Herzinfarkt nur durch Eigeninitiative zu vermeiden.*

Thrombose

Bei der Thrombose liegt eine Veränderung der Gefäßwände, der Zusammensetzung des Bluts und meist ein Strömungshindernis vor. Diese 3 Faktoren werden in der Medizin als

Virchow-Trias

Virchow-Trias bezeichnet, benannt nach dem berühmten Chirurgen Rudolf Virchow (1821–1902). Die Thrombose kommt meist in den Venen vor (siehe dort), kann aber auch die Arterien betreffen.

An den durch die genannten Risikofaktoren geschädigten Gefäßwänden lagern sich im Lauf der Zeit Blutgerinnsel ab,

Thrombus

die sich schichtweise übereinander aufbauen und *Thrombus* genannt werden.

Besonders Gefährdete

Besonders gefährdet für die Ausbildung einer Thrombose sind Menschen, die neben den typischen Risikofaktoren auch keinerlei Bewegung haben: Bettlägrige oder solche mit lang sitzender Tätigkeit.

Löst sich ein Thrombus, wird er mit dem Blutstrom durch den Körper geschwemmt, bis er in einem kleinen Gefäß, in

Embolus

aller Regel einem Lungengefäß, als *Embolus* hängenbleibt.

Die Lunge ist besonders häufig betroffen

Die Lunge ist deshalb so häufig betroffen, weil das Blut über das Herz wieder in die Lunge strömt und die Blutgerinnsel in den kleien Verästelungen der Lunge zurückgehalten werden. Embolien treten aber auch in den Gefäßen des Herzens, des Gehirns, der Nieren, der Eingeweide, der Milz und der Beine auf. Die Folgen dieses Verschlusses sind dann Schlaganfall, Herzschlag, Nierenbeckenthrombose usw.

*Näheres über alle Fragen zu diesem Thema finden Sie in dem Ratgeber „Herzinfarkt – Wege zum gesünderen Leben“ von Gerhard Leibold, ebenfalls erschienen im Jopp-Verlag, ISBN 3-926955-01-5

Schlaganfall

Durchblutungsstörungen des Gehirns sind die dritthäufigste Todesursache

Durchblutungsstörungen des Gehirns sind nach Herzkrankheiten (koronare Herzkrankheiten) und bösartigen Krebserkrankungen (maligne Tumoren) die dritthäufigste Todesursache. In den USA nimmt die Schlaganfallhäufigkeit (Spätfolge einer Durchblutungsstörung) seit etwa 15 Jahren kontinuierlich ab, in Deutschland ist die Krankheits- und Todesrate in den letzten Jahren gleich geblieben (250.000 Schlaganfälle, davon 100.000 Todesfälle).

Gefäßverschluß

Gefäßblutung

Beim Krankheitsbild des Schlaganfalls muß zwischen arteriosklerotisch bedingten *Gefäßverschlüssen* (etwa 75 % aller Schlaganfälle) und einer *Gefäßblutung* in das Gehirn unterschieden werden. Uns soll an dieser Stelle der Gefäßverschluß interessieren.

Ursache des Schlaganfalls

Die Blutversorgung des Gehirns ist im Normalfall sehr gut gesichert. Ein Schlaganfall droht dann, wenn eine der inneren Kopfschlagadern oder eine Arterie der Halswirbelsäule (Vertebralarterie) durch einen Blutpfropf (=Thrombus) blokkiert wird (siehe auch Thrombose, Seite 58).

Hinter dieser Blockade wird dann das Versorgungsgebiet der Arterie, also die Gehirnabschnitte, die von dieser Arterie mit Blut versorgt werden, kaum oder unzureichend bedient. Gänzlich blutleer wird das befallene Gehirnareal aber nicht: Über Verbindungsgefäße (Anastomosen) mit anderen Arterien fließt immer noch ein wenig Blut in den betroffenen Gehirnabschnitt. Doch reicht diese geringe Menge nicht aus. Die Gehirnzellen gehen innerhalb weniger Minuten an Sauerstoff- und Zuckermangel (Glukosemangel) zugrunde. Die Folge ist ein Schlaganfall. Die Grundkrankheit ist immer die Arteriosklerose bzw. einer ihrer Risikofaktoren.

Die Gehirnzellen gehen an Sauerstoff- und Zuckermangel zugrunde

Neurologische Ausfälle

Die klinischen Zeichen sind abhängig vom Ausmaß der Schäden im Gehirn, in der Medizin spricht man von *neurologischen Ausfällen*. Meist handelt es sich um Bewußtseinsstörungen, Schwindel, Blickstörungen, Erbrechen, Sprachstörungen. Sind Teile des motorischen Zentrums betroffen, kommt es zu einer Halbseitenlähmung. Manche dieser Symptome können sich nach Stunden oder Tagen ganz oder teilweise zurückbilden; doch viele Symptome bleiben auch bestehen.

Bis zu 30 % der Schlaganfallpatienten versterben innerhalb

Todesrate

von 6 Monaten nach dem akuten Ereignis; innerhalb von 3 Jahren sterben bis zu 75 % der Patienten an einem erneut auftretenden Schlaganfall.

Die Rehabilitation nach dem Schlaganfall ist ein individuelles und sozialmedizinisches Problem, das einer sehr optimistischen Einstellung aller Beteiligten bedarf. Ob und wie ein Patient auf Rehabilitationsmaßnahmen anspricht, kann nicht vorhergesehen werden. Eines ist aber sicher: Keinesfalls darf der Patient sich selbst überlassen bleiben. Die Therapie muß so früh wie möglich beginnen. Je mehr Zeit bis zum Eintritt einer Behandlung verstreicht, desto ungünstiger wird die Prognose, besonders schlecht ist sie bei einer schweren Hypertonie und einer ausgeprägten Arteriosklerose.

Der Patient darf sich nicht selbst überlassen bleiben

Ziel der Behandlung

Die Behandlung muß auf eine Wiederherstellung der Beweglichkeit mit Aktivierung brachliegender Gehirnfelder ausgerichtet werden. Bestehende Sprachstörungen gehören in die Hände eines Logopäden, meist ebenfalls anzutreffende psychische Auffälligkeiten müssen einer psychologischen Behandlung zugeführt werden. Patienten mit Schlaganfall sind am besten in einer neurologischen Rehabilitationsklinik aufgehoben.

Die arterielle Verschlußkrankheit

Schmerz ist ein Symptom

Zu den allgemeinen Symptomen der arteriellen Verschlußkrankheit zählt der Schmerz. Die Patienten klagen bei körperlicher Anstrengung (z. B. leichtes Laufen) über verstärkte Schmerzen. Kommt es zu einer Durchblutungsstörung der unteren Extremitäten (also der Waden oder/und der Oberschenkel), dann entwickelt sich das klinische Bild der *Claudicatio intermittens* (Claudicatio = Hinken, also: „unterbrochenes“ Hinken). Die Gehstrecke der Patienten wird durch den Schmerz erheblich eingeschränkt.

Claudicatio intermittens

Die Lokalisation des Schmerzes weist auf das eingeengte Gefäß hin. Ruheschmerzen, meist nachts, kommen als Folge einer ungewohnten Anstrengung hinzu.

Mit zunehmender Durchblutungsstörung entwickelt sich im Stadium des *Prägangräns* (Gangrän = Gewebebrand, Gewebeuntergang) die klassische „kalte Rötung“ der Haut. Es folgen typische Zeichen einer Ernährungsstörung der Haut (trophische Störungen).

"Kalte Rötung" der Haut

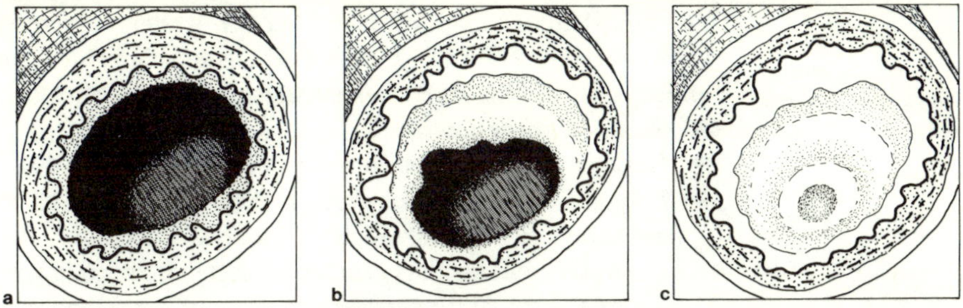

Die verschiedenen Stadien der arteriellen Verschlußkrankheit. Bild a) zeigt ein gesundes, durchlässiges Blutgefäß, Bild b) ein zu 3/4 bereits durch Ablagerungen verschlossenes und Bild c) eine Ader, die durch Ablagerungen vollkommen „verstopft" ist.

Männer sind wesentlich häufiger betroffen

Das Durchschnittsalter der Patienten mit einer arteriellen Verschlußkrankheit liegt bei 60–65 Jahren. Männer sind im Verhältnis 4:1 wesentlich häufiger betroffen. Bis zu 30 % der Patienten sind Diabetiker.

Stadien der arteriellen Verschlußkrankheit
(nach Fontane-Ratschow)

Stadium I: Beschwerden bei extremer Anstrengung.

Stadium II: Beschwerden nach körperlicher Anstrengung, Belastungsschmerz (Claudicatio intermittens). Nachweisbare Verengungen oder bereits Verschluß von einem oder mehreren Gefäßen.

Stadium III: Ruheschmerz, Schmerzen beim Hochlagern der Beine.

Stadium IV: Ernährungsstörungen der Haut und der darunterliegenden Gewebe, beginnende Gangrän (= Gewebebrand, das Gewebe stirbt ab).

Was können Sie aktiv gegen Ihre Gehbeschwerden unternehmen?

Zum Behandler gehen

Eine Durchblutungsstörung in den Beinen, das ist mit einer „peripheren arteriellen Durchblutungsstörung" gemeint, verursacht Ihnen Gehbeschwerden. Zuerst einmal müssen Sie mit solchen Beschwerden zu Ihrem Behandler gehen, nur der Therapeut kann entscheiden, was zu tun ist. Meist wird Ihnen ein Medikament verordnet, aber Sie wollen zusätzlich selbst noch etwas für Ihre Gesundheit leisten, daher hier nun einige Tips, wie Sie Ihre Laufstrecke steigern können:

Tips, wie Sie Ihre Laufstrecke steigern können

- Rauchen einstellen!
- Beachten Sie die Ernährungstips (Seite 39, 43 und 49).
- Sorgen Sie für mehr Bewegung. Aber Vorsicht! Anders als beim „nicht mehr rauchen“ und der Umstellung der Ernährung müssen Sie bei einer forcierten Bewegung vorher erst Ihren Arzt oder Heilpraktiker fragen. Ohne Absprache mit dem Therapeuten dürfen Sie deshalb auf keinen Fall mit einem Gehtraining beginnen!

Gehstrecke ermitteln, die Sie ohne Schmerzen gehen können

Sie müssen zuerst die Gehstrecke, die Sie ohne Schmerzen zurücklegen können, ermitteln. Nach diesem Ergebnis richtet sich das nachfolgende Training. Suchen Sie sich eine Strekke aus, die etwa 300 m lang ist. Dann versuchen Sie, einen Schritt-Takt von etwa 100 Schritten/Minute einzuhalten. Bei stärkeren Durchblutungsstörungen kann die Teststrecke natürlich auch kürzer sein; es handelt sich hier lediglich um einen Anhaltswert. Während des Test wird die Wegstrecke bis zum Auftreten des Schmerzes gemessen.

Trainingsstrecke

Die ermittelte Wegstrecke ist für Ihr tägliches Training wichtig. Die Wegstrecke, die Sie ohne Schmerzen zurückgelegt haben, wird nun als Maß für Ihre Trainingsstrecke genommen. Die Länge der Trainingsstrecke liegt bei etwa 2/3 der Teststrecke.

Gehtraining

Sofern Ihr Therapeut Ihnen keine andere Verordnung gegeben hat, stellen Sie sich Trainingsblöcke auf. Die Trainingsstrecke wird in einem Trainingsblock *dreimal* hintereinander mit der oben genannten Schrittfrequenz abgegangen. Nach jeder Trainingsstrecke wird eine Pause von etwa 3 Minuten eingelegt. Am Tag können Sie so bis zu 5 Trainingsblöcke „abspulen“.

Mit einem richtig durchgeführten Gehtraining werden die Arterien deutlich besser durchblutet, ohne daß es aber zu Überlastungen kommt.

Wichtige Hinweise:

- Die Trainingsstrecke muß um 1/3 kürzer sein als die Teststrecke!
- Ein Trainingsblock = 3mal Teststrecke; nach jeder Teststrecke 3 Minuten Pause.
- Während der Gehübungen dürfen Sie auf keinen Fall Schmerzen verspüren! Ein Gehtraining, das Ihnen Schmer-

zen verursacht, schadet mehr, als das es nützt! Auch muß die Gehstrecke flach gewählt werden.

Der Erfolg tritt bald ein

Bei regelmäßigem Training werden Sie sehr schnell einen Erfolg bemerken. Die Strecke, die Sie ohne Schmerzen zurücklegen können, wird immer länger!

Beispiel

Beispiel für ein Gehtraining mit Teststrecke:

Teststrecke:

―――――――――――――――――――― Schmerz!!!

300 Meter

Sie legten 300 m zurück, bis die Schmerzen auftraten.
Die Trainingsstrecke soll 2/3 der Teststrecke betragen, also 200 m.

Trainingsstrecke:

――――――――――――― kein Schmerz !

200 Meter

Die funktionelle Durchblutungsstörung

Gefäßkrämpfe

Zu den funktionellen Durchblutungsstörungen zählen wir Erkrankungen, bei denen es zu einer Durchblutungsstörung aus nichtorganischen Gründen gekommen ist. Gemeint sind Gefäßkrämpfe, die ohne erkennbare Ursache vor allem bei Frauen auftreten (4mal häufiger als bei Männern). Wird dieser anfallsweise immer wieder auftretende Gefäßkrampf (noch funktionell) nicht behandelt, kann sich im Laufe der Jahre ein Gefäßschaden (jetzt organisch) entwickeln. Diese Erkrankungen sind von allen anderen Verschlußkrankheiten abzugrenzen, bei denen ein Gefäßschaden nachzuweisen ist.

Morbus Raynaud

Zwei Formen werden unterschieden: die primäre Form und der sekundäre Morbus Raynaud.

Der primäre Morbus Raynaud

Krampfartiger Verschluß der Handarterien

Diese Erkrankung betrifft vor allem Frauen (80 % der Fälle). Nach der Pubertät kommt es unter Kälteeinwirkung zu einem krampfartigen Verschluß der Handarterien. Die Finger verfärben sich blau (zyanotisch) und werden kalt. Die Ursache ist weitgehend unbekannt. Mit zunehmendem Alter der Patientinnen werden die Anfälle seltener.

Die sekundäre Form
Sie entsteht infolge anderer Gefäßerkrankungen; so bei Diabetes, insbesondere aber auch bei der Arteriosklerose. Die Symptome sind bei beiden Erkrankungen vergleichbar.

Welche Methoden helfen gegen funktionelle Durchblutungsstörungen?

Physikalische Therapie

Bewährt haben sich Methoden aus der physikalischen Therapie: Wechsel-Arm- und -Fußbäder zum Gefäßtraining, Kohlensäurebäder, hydroelektrische Vollbäder und Kneippsche Wechselgüsse (s. Seite 66).

Wechselarmbad

Wechselarmbad: Sie benötigen 2 Armwannen (oder 2 Waschbecken); in der 1. ist kaltes Wasser (20 °C), in der 2. warmes Wasser (39 °C). Sie beginnen mit warm (2 Minuten), wechseln zu kalt (10 Sekunden), dann wieder warm – kalt – warm und schließlich noch einmal kalt; Sie beenden das Wechselarmbad mit *kalt*.

Bürstenmassage

Sinnvoll ist auch eine *Bürstenmassage* der betroffenen Arme. Sie massieren mit einer Körpermassagebürste den Arm so, daß Sie an den Fingerspitzen beginnen und dann in langsamen kreisenden Bewegungen den Arm bis zur Schulter hochwandern. An der Innenseite des Arms geht es wieder zurück zu den Fingerspitzen.

Teebehandlung

Der Arzt für Naturheilverfahren oder Heilpraktiker versucht meist auch die Behandlung mit Tees (siehe dort), homöopathischen Medikamenten und/oder Akupunktur. Wenden Sie sich an Ihren Behandler.

Vorbeugung und Behandlung der Arteriosklerose mit alternativen Heilverfahren

Vorbeugung ist die beste Behandlung

Die beste Behandlung ist natürlich die Vorbeugung. Dazu haben Sie nun schon einiges gelesen. Ich fasse noch einmal die wichtigsten Risikofaktoren zusammen:

Wichtigste Risikofaktoren

- Geschlecht (Männer sind überdurchschnittlich häufig betroffen),
- Alter (über 40 Jahre),
- Hypertonie (Bluthochdruck),
- Diabetes mellitus (Zuckerkrankheit),
- Übergewicht (Adipositas),
- Fettstoffwechselstörungen (Hyperlipidämie),
- Gicht,
- Streß,
- Erbanlagen,
- chronischer Sauerstoffmangel,
- Bewegungsmangel,
- Rauchen,
- falsche Ernährung!

Sie lernen im folgenden einige Methoden kennen, die nicht immer der Schulmedizin entsprechen müssen. Ärzte und Heilpraktiker, die nach diesen Methoden arbeiten, verstehen ihr „Handwerk“ und haben manchmal geradezu verblüffende Erfolge.

Der Kneippsche Wechselguß

Einfach durchzuführen

Die Methoden der Wasserheilkunde sind sicherlich die ersten und am einfachsten durchzuführenden Anwendungen, um der Arteriosklerose vorzubeugen. Die Wechselanwendungen sind bei den noch nicht weit fortgeschrittenen Erkrankungen der Arterien angebracht. Vorsicht ist allerdings bei arteriellen Verschlußkrankheiten in einem späteren Stadium angebracht. Die Arterien können sich dann meist nicht mehr der Therapie entsprechend verhalten, es kommt zu unerwünschten „Fehlreaktionen". Im Zweifel also immer Ihren Arzt oder Heilpraktiker fragen.

Die Arterien dehnen sich bei einem Warmreiz aus, die Muskeln erschlaffen; bei einem Kaltreiz ziehen sich die Arterien dagegen zusammen. Die Reaktion der Arterien auf die thermischen Reize hat eine für die Therapie wichtige Bedeutung:

Die Arterien durch unterschiedliche Reize trainieren

Über unterschiedliche Reize (kalt und warm) können die Arterien regelrecht „trainiert" werden. Die Muskelschicht der Arterien wird wieder gekräftig, die kleinen Blutgefäße in den Arterien erhalten mehr Nährstoffe, und insgesamt wird die Arterie elastischer und besser belastbar.

Durchführung

Beim Wechselguß beginnen Sie mit warmem Wasser und wechseln dann kurz zu kalt über. Zu Beginn der Therapie belassen Sie es bei 1 Durchgang. Also mit warm beginnen und mit kalt aufhören.

Nach einer gewissen Eingewöhnungsphase (etwa 1 Woche) dehnen Sie den Guß ein wenig aus und schließen der Kaltphase eine erneute Warmphase an, die wiederum mit „kalt" enden soll.

Der Warmguß der Beine (36–38 °C) soll etwa 30 Sekunden dauern, für beide Beine, Vorder- und Rückseite, der anschließende Kaltguß (beide Beine, Vorder- und Rückseite) 10 Sekunden nicht überschreiten. Nach der letzten Kaltphase werden noch die Fußsohlen mitgegossen!

Bewegung nach dem Guß

Nach dem Guß ist Bewegung notwendig. Spazierengehen oder eine der anderen Sportarten, die auch für den Venenpatienten sinnvoll sind. Darüber und über weitere Kneippmethoden siehe Seite 130 ff. und 114 ff.

Am besten gießen Sie zweimal am Tag: morgens, gleich nach dem Aufstehen, und noch einmal am Abend.

Behandlung mit Vitaminen

Vitamine sind für den Stoffwechsel aller Lebewesen (Mensch und Tier) unentbehrlich. Sie sind organische Verbindungen, die vom Körper nicht oder in nicht ausreichender Menge selbst hergestellt werden können (synthetisiert). Wir sprechen von *essentiellen (lebensnotwendigen) Bestandteilen* der Nahrung. In Lebensmitteln sind sie in unterschiedlichen Mengen enthalten. Neben Vitaminen gibt es *Provitamine*, Vorstufen der Vitamine, die der Körper in die benötigten Vitamine umwandelt.

Essentielle Bestandteile der Nahrung

Provitamine

Vitamine spielen weder als Energielieferanten noch als Baumaterial unseres Körpers eine Rolle. Der Organismus benötigt sie aber als übergeordnete Steuersubstanzen, um die Nahrungsbestandteile ab- und umzubauen und um neue Zellen und neues Gewebe herzustellen. Einige Vitamine sind speziell für jede einzelne Zelle wichtig. Sie steuern dort Entgiftungsvorgänge und machen zellschädigende (blutgefäßschädigende) Substanzen, die von außen in die Zelle kommen, unschädlich.

Übergeordnete Steuersubstanzen

Vitamine werden nach ihrer unterschiedlichen Lösungsfähigkeit in wasser- und fettlösliche Vitamine unterteilt.

Fettlösliche Vitamine

Fettlösliche Vitamine sind Vitamin A (Retinol), Vitamin D (Calciferol), Vitamin E (Tocopherol) und Vitamin K (Phyllochinon). Sie sind überwiegend in fettreichen Nahrungsmitteln enthalten und können vom Körper nur bei einer funktionierenden Fettverdauung und Fettspeicherung aufgenommen (resorbiert) werden.

Die Speicherung dieser Vitamine erfolgt in der Leber und im Fettgewebe. Aufgrund der Speicherfähigkeit wurden (und werden) fettlösliche Vitamine von der medizinischen Wissenschaft lange Zeit mit kritischer Sorge betrachtet. Allerdings scheint diese Sorge zumindest für das Vitamin E, das uns neben dem Vitamin C interessieren soll, unbegründet zu sein. Dagegen ist von Vitamin D_2, einer Sonderform des Vitamin D, bekannt, daß es bei einer entsprechenden Überdosierung giftig (toxisch) wirken kann. In der Literatur werden Fälle gefährlicher Kalkablagerungen (Kalziumablagerungen) in lebenswichtigen Organen beschrieben. Übrigens: Vitamin D_2 wurde lange Zeit als Nahrungsergänzung verschrieben!

Wasserlösliche Vitamine

Wasserlösliche Vitamine sind Vitamin C (Ascorbinsäure), die Vitamine des B-Komplexes und Biotin. Sie werden im Körper nicht gespeichert, sondern befinden sich im Blut und zirkulieren dort so lange, bis sie benötigt werden oder über die Niere den Körper verlassen.

Warum interessieren uns Vitamine im Zusammenhang mit der Entstehung bzw. Vermeidung der Arteriosklerose?

Vitamin C

Das *Vitamin C* (Ascorbinsäure) zum Beispiel ist an zahlreichen wichtigen biochemischen Vorgängen im Körper beteiligt, so zum Beispiel auch an der Antikörperbildung (Immunsystem). Es wird gebraucht, um die Gewebe elastisch zu halten, verhindert bei Dauergebrauch also nicht nur die frühzeitige Alterung der Haut, sondern erhält auch die Spannkraft und Anpassungsfähigkeit der Gefäßwände. Tagesbedarf: umstritten, mindestens 100 mg.

Vitamin E

Vitamin E ist das wichtigste Antioxidans (schützt die Körperzellen vor der Einwirkung giftiger Stoffe) und erhält dadurch das Körpergewebe elastisch, auch die Blutgefäße. Tagesbedarf: 100–200 I. E. (Internationale Einheiten).
Anwendungsdauer für beide Vitamine: über Jahre.

Sauerstoffbehandlungen

Sauerstoff ist für unser Leben notwendig

Sauerstoff in seiner ursprünglichen, „reinen“ Form ist für unser Leben notwendig. Seit der Engländer Joseph Priestly 1774 den Sauerstoff entdeckte und dabei die Bedeutung für lebende Wesen erkannte, versuchen Mediziner, Sauerstoff in der Krankenbehandlung einzusetzen.

Sauerstoff-Mehrschritt-Therapie (SMT)

Manfred von Ardenne

Der deutsche Physiker Manfred von Ardenne entwickelte 1978 eine besondere Methode der *verstärkten Sauerstoffzuführung* in den menschlichen Körper.
Ausgehend von seinen Beobachtungen, daß im Alter die ro-

ten Blutkörperchen weniger Sauerstoff aufnehmen können, als dies in der Jugend möglich ist, sah er einen Zusammenhang zwischen der beobachteten Sauerstoffminderversorgung und aufkommenden Krankheiten. Die Sauerstoff-Mehrschritt-Therapie soll den Körper befähigen, den Luftsauerstoff wieder voll zu nutzen. Nach der Vorstellung von Manfred von Ardenne verbessert Sauerstoff die Blutzirkulation gerade auch in den kleinen Kapillaren.

Luftsauerstoff soll voll genutzt werden

Die klassische Sauerstoff-Mehrschritt-Therapie

3 Behandlungsschritte

Die Behandlung verläuft in 3 Schritten (eben Mehr-Schritt-Therapie):

- Der Patient nimmt verschiedene Medikamente ein, die die Aufnahme des Sauerstoffs unterstützen sollen (so Magnesium, Vitamin C und andere).
- Nach der Medikamenteneinnahme setzt sich der Patient entspannt hin und atmet über eine Sauerstoffbrille oder eine Sauerstoffmaske ein Sauerstoff-Luft-Gemisch ein. Der Saustoff ist nahezu rein und wird dem Patienten in einer Menge von 4 Liter/Minute zugeführt. Die Behandlung dauert etwa 2 Stunden. Ein Behandlungsturnus umfaßt etwa 18 Sitzungen zu je 2 Stunden.
- Der 3. Schritt ist gezieltes Bewegungstraining. Durch die Bewegungsübungen wird die Sauerstoffaufnahme der Zelle deutlich verbessert.

15-Minuten-Schnellprozeß

Eine Variante der SMT ist der *15-Minuten-Schnellprozeß*. Dabei trainiert der Patient während der Inhalation (Sauerstoffmaske) auf einem Fahrradergometer.

Anwendungsgebiete der Sauerstoff-Mehrschritt-Therapie

Heilanzeigen

Als wichtigste Heilanzeigen gelten Durchblutungsstörungen jeglicher Art, die Normalisierung entgleister Blutdruckwerte, Verbesserung des Sehvermögens u. a.

Ozontherapie (Oxyontherapie)

Ozon tötet Keime ab

Der Berliner Arzt Constantin Lender hat erstmals gegen Ende des 19. Jahrhunderts Ozon (O_3) eingesetzt. Dabei zeigte sich, daß Ozon zuverlässig Keime abtötet. Im Ersten Weltkrieg behandelten die Feldärzte äußerlich schlecht heilende Wunden mit Ozon. Später wurden dann auch innere Organe mit einem Sauerstoff-Ozon-Gemisch behandelt.

Herstellung

Ozon ist in höheren, also nicht therapeutischen Dosen ein giftiges Gas. Hergestellt wird es mit einem Ozongenerator, der aus reinem Sauerstoff durch elektrische Spaltverfahren Ozon abgibt. Das so erzeugte Ozon wird mit Sauerstoff vermischt.

Wirkung

Die Wirkung des Ozon liegt vor allem im Bereich der Keimabtötung. Hinzu kommt die Förderung der Durchblutung. Zum Beispiel wird vermutet, daß Ozon eine direkte Wirkung auf die Beweglichkeit der roten Blutkörperchen hat und diese dann leichter durch die Kapillaren „flutschen" können (s. Abb.). Hinzu soll eine höhere „Sauerstoffbindungskapazität" kommen, d. h., ein rotes Blutkörperchen kann nach einer Ozonbehandlung mehr Sauerstoff aufnehmen.

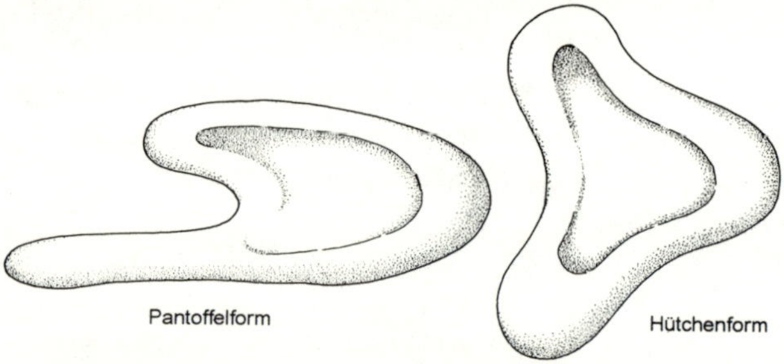

Formanpassung der roten Blutkörperchen in Haargefäßen (Kapillaren)

Meinung der Kritiker

Eine andere Theorie besagt, Ozon wirke direkt auf die Nervenenden und erreiche so eine Weiterstellung der Gefäße. Kritiker der Ozontherapie verneinen diese Theorien und behaupten, Ozon wirke vielmehr wegen seiner bekannten Giftigkeit auf die Gefäße im Sinne eines kurzfristigen Verschlusses mit einer dann reaktiven Weiterstellung. Wie auch immer, Ozon bewirkt bei Patienten mit schweren Durchblutungsstörungen oftmals eine erstaunliche Verbesserung der Durchblutung.

Oft erstaunliche Verbesserung der Durchblutung

Wie wird Ozon eingesetzt?

Große Eigenblutbehandlung

1. *Große Eigenblutbehandlung:* Der Therapeut entnimmt der Vene etwa 200 ml Blut, das mit Heparin ungerinnbar gemacht, mit Ozon verschüttelt und dann dem Patienten zurückinfun-diert wird; die Behandlung dauert etwa 15 Minuten.

Kleine Eigenblutbehandlung

2. *Kleine Eigenblutbehandlung:* wie oben, nur mit weniger Blut (etwa 5 ml).

Beutelbegasung

3. *Beutelbegasung:* Der Behandler packt entzündete Wunden – das „offene" Bein – in eine luftdichte Plastiktüte und leitet Ozon in den Beutel.

Es gibt noch weitere Methoden, doch mag diese Auswahl genügen.

Bei welchen Erkrankungen wird Ozon eingesetzt?

Anwendungsbereiche

Bei allen Formen der arteriellen Durchblutungsstörung, zur Vorbeugung gegen Arteriosklerose, aber auch bei Krebs, Allergien, Krampfader, Nervenleiden u. v. a.

Chelattherapie

Neue Therapieform

Bei der Chelattherapie handelt es sich um eine recht neue Therapieform, die etwa Mitte der 80er Jahre aus Amerika nach Europa importiert wurde. Es ist eine Infusionstherapie mit dem Wirkstoff Ethylen-Diamin-Tetra-Acetat (EDTA), dem Natriumsalz der Ethylendiamin-tetra-Essigsäure.

Schon in den 40er Jahren dieses Jahrhunderts war die Behandlung von Schwermetallvergiftungen mit *Chelatbildner* bekannt. Einige Jahre später wurde dann auch noch die Verbesserung der Durchblutung mit Chelat entdeckt.

Wirkung

Die Kalzium-EDTA-Chelatkomplexe werden vom menschlichen Körper nicht verwertet und wieder über die Nieren ausgeschieden. EDTA hat dabei die Eigenschaft, Kalzium, Blei, Cadmium und Zink im Körper an sich zu binden und so mit auszuscheiden. Kalziumeinlagerungen sind *ein* Faktor bei der Entstehung der Arteriosklerose.

Die Arteriosklerose kann nicht nur mit der Chelattherapie behandelt werden

Es kann daher sicher nicht ausreichend sein, die Arteriosklerose nur mit der Chelattherapie behandeln zu wollen. Auch von Nebenwirkungen wird berichtet, so starker Abfall des Blutdrucks, Schwindel, Muskelkrämpfe u. a. Bei Nierenkranken darf die Chelattherapie nicht angewendet werden.

Hohe Kosten

Die Behandlungskosten sind sehr hoch (ca. DM 6000,–) und werden üblicherweise von den Krankenkassen nicht erstattet.

Enzymbehandlung

Im ausgehenden 19. Jahrhundert fand die Wissenschaft die Erklärung, wie Verdauungssaft die Nahrung in ihre Bestandteile zerlegen kann. In weiteren Untersuchungen stieß man auf eine Reihe von Enzymen (Fermente i.S.v. Gärungsmittel), die im Organismus die unterschiedlichsten biochemischen Abläufe in Gang setzen, aber auch beenden können. Sie können so zu unentbehrlichen Arzneimitteln werden. Sondert zum Beispiel die Bauchspeicheldrüse nicht ausreichend Verdauungsenzyme ab, dann können die fehlenden Enzyme von außen zugeführt werden.

Setzen im Organismus biochemische Abläufe in Gang

Die Enzymtherapie, um die es hier geht, soll etwas anderes bewirken: Entzündungen sind „Reaktionen biochemischer Natur von Eiweißkörpern im Abwehrsystem des Menschen". Dabei reagieren Substanzen miteinander, aus denen sich alles Lebendige aufbaut: Fette, Eiweiße und Kohlenhydrate (Zucker). Die bei der Enzymtherapie verwendeten Enzyme bauen dabei die überschüssigen Eiweiße, Fette und Zucker ab. Wir sprechen in diesem Zusammenhang von *überschüssigen Stoffwechselprodukten*. Mit der Enzymtherapie klingen Entzündungen und Schwellungen rasch ab.

Überschüssige Stoffwechselprodukte

Wirkungen

Weitere Wirkungen sind:

- Die „Klebrigkeit" des Blutes wird vermindert,
- die Fließfähigkeit des Blutes wird verbessert,
- die Durchblutung wird gesteigert,
- Linderung von Schmerzen.

Untersuchungsmethoden der Arterien

Arterielle Verschlußkrankheiten können leicht erkannt werden

Arterielle Verschlußkrankheiten lassen sich meist auf einfache Weise durch Befragen des Patienten (Anamnese), Inspektion, Abtasten und Abhorchen der betreffenden Gefäße erkennen. Weitere Untersuchungsmethoden sind die Lagerungsprobe nach Ratschow, die Faustschlußprobe, der Allen-Test, der Adson-Test und der Gehtest.
Spezielle apparative Verfahren sind die Ultraschall-Doppler-Methode, Arteriographie und die Venenverschlußplethysmographie.
Zwei der genannten Methoden, die Lagerungsprobe und die Faustschlußprobe, möchte ich Ihnen vorstellen, die anderen Methoden sind zu speziell und setzen für das Verständnis Fachwissen voraus.

Die Lagerungsprobe

Aufschluß, wie weit die Bein- oder Beckenarterien verschlossen sind

Diese Untersuchung gibt dem Therapeuten einen Aufschluß, wie weit die Bein- oder Beckenarterien bereits verschlossen sind. Hierbei hebt der Patient beide Beine mit Unterstützung seiner Arme hoch. Dabei werden die Füße für die Dauer von etwa 2 Minuten kreisend bewegt. Anschließend setzt sich der Patient auf und läßt dabei die Beine locker herunterhängen.
Bei einem normalen arteriellen Gefäßbefund kommt es innerhalb von 5–10 Sekunden zu einer diffusen Hautrötung und innerhalb von 15–20 Sekunden zu einer deutlichen Venenfüllung im Bereich des Fußrückens.
Bei einem Arterienverschluß treten ein- oder beidseitig, je

Zeichen bei einem Arterienverschluß

nach Ort der Verengung, eine fleckförmige, weißliche Verfärbung der Fußsohle („Blässe" der Fußsohle) und meist auch Schmerzen im Bereich der Wadenmuskulatur auf. Die Venenfüllung setzt verspätet ein. Bei einem fortgeschrittenen Verschluß beobachtet man zunächst die Wiederauffüllung der Venen und erst anschließend die Mehrdurchblutung der Unterschenkel (= reaktive Hyperämie).

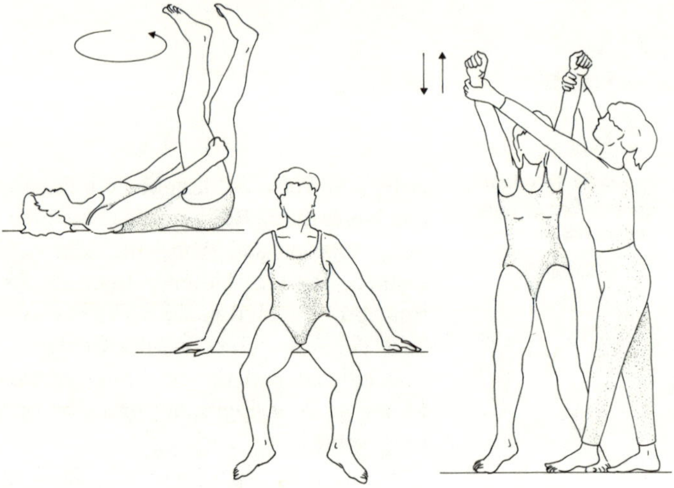

Die Faustschlußprobe

Untersucht die Durchblutungsverhältnisse in den oberen Extremitäten

Die Faustschlußprobe ist die Untersuchung für die Durchblutungsverhältnisse in den oberen Extremitäten (Arme). Hierbei hebt der Patient die Arme hoch und führt rasch hintereinander 20 kräftige Faustschlußbewegungen durch. Der Effekt wird verstärkt, wenn während der Untersuchung die Arterien am Handgelenk durch den Behandler zusammengedrückt werden. Nach dem letzten Faustschluß werden die Hände geöffnet, ohne allerdings dabei die Handfläche zu spannen.

Anzeichen für eine Erkrankung

Die Beurteilung erfolgt an den erhobenen Armen. Beim Gesunden röten sich die Handinnenflächen und die Finger sofort nach Beendigung der Übung, beim Kranken mit Durchblutungsstörung im Schulter-Arm-Bereich verzögert sich die Hautrötung oder bleibt ganz aus.

Operation, die letzte Rettung!

Was macht die Medizin bei einem völligen Gefäßverschluß?

Erhalt eines Organs durch Ersatz oder Umgehung der verschlossenen Arterie

Bei einer arteriellen Verschlußkrankheit kann häufig ein Organ bzw. eine Extremität nur durch den Ersatz bzw. die Umgehung eines verschlossenen/verengten Arterienabschnitts erhalten werden.

Als Ersatz dienen bevorzugt körpereigene Ersatzgefäße. Allerdings besteht das Problem, daß es im menschlichen Körper kaum entbehrliche Arterien gibt. Also werden meist Venen genommen, die allerdings nur kleine bis mittlere Arterien ersetzen können.

Venen sind als Ersatz für große Arterien nicht geeignet

Als Ersatz für große Arterien sind Venen nicht geeignet, weil sie den dort herrschenden Druckbelastungen nicht standhalten könnten. Die Folge wäre nach kurzer Zeit die Ausbildung eines Aneurysmas, die Vene würde sich durch den hohen Druck an einer Stelle wie ein Ballon aufblähen und wäre damit akut gefährdet.

Kunststoffrohre für große Gefäße

Für große Gefäße wird ein Kunstoffrohr verwendet (Polytetrafluoräthylen, PTFE). Allerdings besteht nach einigen Jahren die Gefahr, daß sich die Durchblutungssituation auch in den Kunststoffrohren erneut verschlechtert: Gefahr von Stenosen (Verengungen) oder sogar vollständige thrombotische Verschlüsse.

Bypassoperation

Hat der Patient Verengungen im Bereich der Herzkranzgefäße, also der Blutgefäße, die den Herzmuskel mit Sauerstoff und Nährstoffen versorgen, dann erweist sich eine *Bypassoperation* meist als die beste Behandlung. Eine schwere Angina pectoris oder sogar ein Herzinfarkt entstehen meist durch die arteriosklerotische Verengung einer Herzkranzarterie.

Verlauf der Bypassoperation

Der Herzchirurg versucht, das verschlossene Gefäß zu überbrücken, zu umgehen (engl.: to bypass). Aus dem Unterschenkel wird dazu ein Venenstück entnommen und mit diesem die verengte Stelle der Herzkranzarterie umgangen. Das eine Ende der Vene wird sauber an die Aorta (die Schlagader) angenäht, das andere an der Koronararterie hinter der verengten Stelle befestigt. Die Operation dauert etwa 3–4 Stunden. In über 90 % der Fälle ist die neue Blutversorgung ausreichend und die schwere Angina pectoris gemildert, es kann sogar ein 2. Herzinfarkt vermieden werden.

Ballondilatation

Eine weitere Behandlungsmöglichkeit verengter Herzkranzarterien ist die *Ballondilatation* (transluminale Angioplastie). Dabei wird ein kleiner Kunststoffballon in das betroffene Blutgefäß geschoben. Wenn die Verengung günstig liegt, kann das Blutgefäß durch eine Druckfüllung des Ballons (bis zu 13 bar) wieder erweitert werden. Leider sind die Langzeitergebnisse nicht sehr befriedigend, nach relativ kurzer Zeit schließt sich das erweiterte Gefäß erneut.

Andere operative Behandlungsmöglichkeiten sind:

Sympathektomie

- *Sympathektomie:* Dabei werden die für die Gefäßverengung mitverantwortlichen Nervenknoten entfernt; so z. B. der lumbale Ganglionknoten des Sympathikus. Dieser liegt im unteren Abschnitt der Wirbelsäule und steuert die Erweiterung bzw. Verengung der Beingefäße. Wird der Knoten operativ entfernt, sind die Beinarterien immer maximal geöffnet, zumindest so weit, wie es die arteriosklerotischen Veränderungen zulassen.

Endarteriektomie

- *Endarteriektomie:* Bei dieser Operation wird die arteriosklerotisch veränderte Innenwand (Intima) ausgeschält. Dadurch wird der Durchfluß durch das betreffende Gefäß wieder verbessert.

Erkrankungen der Venen

Das Blut, das vom Herzen gepumpt wird, muß über die Venen zurückfließen

Die Venen leisten Schwerarbeit. Das Blut, das vom Herzen gepumpt wird, muß über die Venen zurückfließen; immerhin etwa 7000 (!) Liter innerhalb von 24 Stunden.

Die sogenannten *Krampfadern* sind nach der Arteriosklerose mit die häufigsten Erkrankungen der Blutgefäße. Die Erkrankungen der Venen werden aber von der Medizin erstaunlich zurückhaltend behandelt. Im allgemeinen werden Venenleiden nicht so ernstgenommen. „Damit müssen Sie eben leben, da kann man nichts machen“, sind auch heute noch Antworten, die der besorgte Patient auf seine Fragen erhält.

Im allgemeinen werden Venenleiden nicht ernstgenommen

Aber bedenken Sie: „Der Mensch ist nicht nur so jung, wie er sich fühlt, sondern vor allem so jung wie seine Gefäße“. Eine rechtzeitige Behandlung der Venen ist somit im wahrsten Sinne des Wortes „lebensnotwendig“; denn die Behandlung jahrelang vernachlässigter Venenleiden ist schwierig.

Die Behandlung jahrelang vernachlässigter Venenleiden ist schwierig

Die kranken Venen verursachen wachsende, häufig stark schmerzende Beschwerden: „schwere“ Beine, juckende Haut im Bereich der Beine, brennende Füße, Fußsohlenschmerzen, Krämpfe, Druckschmerzen, gefährliche Entzündungen und Thrombosen. Als die gefürchtete Spätfolge der Venenschwäche wird die Haut im Bereich der Beine – meist an den Knöcheln – immer dünner, und bei einer leichten Verletzung kann dann ein offenes Bein entstehen.

Gefürchtete Spätfolge: offenes Bein

Hinzu kommt: Der schlechte Rücktransport des venösen Bluts führt zu einer Überfüllung der Beine mit Blut und damit letztendlich zu einer verringerten Blutversorgung des Gehirns. Daher klagen Venenkranke häufig neben ihren Beinleiden noch über folgende Beschwerden:

Weitere Beschwerden

- Unlust und chronische Müdigkeit,
- Augenschmerzen,

- verlangsamte Reaktion (Autofahren!),
- Störungen der Feinmotorik (Krämpfe, Zittern der Hände),
- Konzentrationsschwäche,
- Kopfschmerzen bis hin zur Bewußtlosigkeit.

Venenleiden nehmen immer mehr zu

Alarmierende Zahlen lassen aufhorchen: Jede 2. (!) Frau und jeder 4. Mann in Deutschland haben bereits Veränderungen im Bereich der Beinvenen. Jeder 5. Deutsche ist mit Krampfadern belastet, und jeder 60. leidet unter der Spätfolge, dem offenen Bein, dem Ulcus cruris venosum. Die Behandlung, das Leid der Patienten und nicht zuletzt der volkswirtschaftliche Schaden durch Arbeitsausfall, frühe Berentung und Invalidität sind kaum zu ermessen.
Die Venen erfüllen in unserem Körper, genauso wie die Arterien, die lebenswichtige Aufgabe des Bluttransports.

Wandaufbau der Venen

Erinnern wir uns: Die Arterie muß dem starken Druck des aus dem Herzen gepumpten Bluts standhalten. Der Druck ist kräftig, da das Blut bis in den kleinsten Winkel des Organismus gepumpt werden muß.
Und wie ist es bei den Venen?

Das Herz treibt das Blut in die Aorta

In die große Schlagader (die Aorta) wird direkt vom Herzen Blut hineingetrieben. Das Blut fließt weiter in die Arteriolen und von diesen in die Kapillaren, die Haargefäße. Dort kommt es, bildlich gesprochen, zu einer „Versickerung" des frischen, mit Sauerstoff beladenen Bluts. Die kleinen roten Blutkörperchen (Erythrozyten), die Transportkörper für Sauerstoff, verlassen allerdings nicht „wirklich" die Blutbahn, das ist physiologisch nicht möglich. Doch ist diese Vorstellung zur Abstraktion nützlich.

Aufgabe der roten Blutkörperchen

Die roten Blutkörperchen geben im Zwischenzellraum die Sauerstofffracht ab, die über einen komplizierten Vorgang in die Körperzelle, die ja den Sauerstoff benötigt, geschleust wird. Nachdem die roten Blutkörperchen „ihren" Sauerstoff abgeladen haben, sind sie kurze Zeit ohne Ladung, quasi „arbeitslos". Dieser Zustand hält allerdings nicht lange an.

Die Körperzellen geben Kohlendioxid ab

Die Zellen, und zwar Milliarden von Körperzellen, nehmen unaufhörlich Sauerstoff auf. Gleichzeitig geben sie aber auch Kohlendioxid ab, das wesentliche Endprodukt des Energiestoffwechsels. Das in den Zellen des Körpers entstehende CO_2 (Kohlendioxid) wird physikalisch gelöst und wandert (diffundiert) in die benachbarte Blutkapillare (Venenkapillare). Im Blut bleibt Kohlendioxid zum kleineren Teil physikalisch gelöst, zum größeren Teil wird es chemisch gebunden an die roten Blutkörperchen.

Kohlendioxid wird über die Atmung ausgeschieden

Das so mit Kohlendioxid beladene Blut gelangt im Blutkreislauf über das rechte Herz in die Lungenkapillaren. Hier wird das Kohlendioxid wieder aus seiner Bindung herausgelöst, wandert in die Lungenbläschen (Lungenalveolen) und wird über die Atmung ausgeschieden.

Den Venen kommt hierbei eine entscheidende Aufgabe zu. Sie haben oben gelesen, daß das Blut quasi im Gewebe „versickert". Diese Aussage ist zwar nicht ganz korrekt, hilft aber, die Problematik zu erläutern.

Das Blut muß, geht man einmal von den Fußzehen aus, einen Höhenunterschied bis zum Herzen von durchschnittlich 150 cm überwinden. Die Natur verhindert durch konstruktive Mechanismen in den Venen, aber auch in der Umgebung der Venen, daß beim stehenden Menschen eine größere Menge Blut versacken kann.

Venöser Rückfluß

Der Rückfluß des „verbrauchten" Bluts wird zusammengefaßt unter dem Begriff *venöser Rückfluß.*

Beim liegenden Menschen strömt das Blut in den Beinvenen noch allein durch die pumpende Kraft des Herzens. Der arterielle Druck im Fußbereich beträgt noch 100 mm Hg (am Oberarm etwa 130 mm Hg), der Venendruck in den Fußvenen lediglich noch 8 mm Hg.

Steht nun der Mensch auf, ändert sich die Situation schlagartig: Die Schwerkraft und mit ihr der hydrostatische Druck wirken auf die Beinvenen ein!

Hydrostatischer Druck

Hydrostatischer Druck ist derjenige Druck, der sich aus dem Gewicht von Wasser bzw. des Bluts ergibt. Auf dem Wasserspiegel einer Wassersäule lastet der atmosphärische Druck von 760 mm Hg. Bereits 13,6 mm unter der Oberfläche ist der Druck um 1 mm Hg größer. Der hydrostatische Druck der Blutsäule beträgt beim durchschnittlichen Menschen (bezogen auf die Körpergröße) etwa 90 mm Hg.

Venenblutdruck von etwa 8 mm Hg im Bereich der Füße

Hilfen für den venösen Rückstrom

Der hydrostatische Druck wirkt verständlicherweise nicht nur auf die Venen, sondern erfaßt auch das arterielle System. Dadurch kommt es zu einem relativen Ausgleich der verschiedenen Flüssigkeitssäulen. Die Differenz zwischen den 100 mm Hg des arteriellen Systems und dem Gegendruck der „Venenblutsäule“ von etwa 90 mm Hg erklärt den Venenblutdruck von etwa 8 mm Hg (im Bereich des Fußes gemessen, bezogen auf das gesamte Venensystem ca. 15 mm Hg). Da der Blutdruck im Beinvenensystem also sehr gering ist, wird der venöse Rückstrom mit einigen „Tricks“ und Hilfen unterstützt:

- dem Sog vom Herzen (geringe Hilfe),
- dem sog. „Restblutdruck“ (sehr gering, s. o.),
- Ventilklappen im Venenrohr (Venenklappen),
- der Atmung,
- der „Muskelpumpe“ der Skelettmuskulatur (!),
- der Anbindung der Venen an Arterien.

Der Sog vom Herzen

Der Sog vom Herzen ist im Bereich der Beinvenen zu vernachlässigen

Im 1. Abschnitt wurde die Funktion des Herzens mit der einer „Saug- und Druckpumpe“ umschrieben. Nachdem wir in den Beinvenen den Blut*druck* des Herzens vernachlässigen können (lediglich 8 mm Hg, s. o.), kann das Blut allein über die *Saug*wirkung des Herzens zurücktransportiert werden. Diese Sogwirkung ist allerdings im Bereich der Beinvenen auch zu vernachlässigen, die Sogwirkung des Herzens spielt hier im Vergleich mit den anderen Faktoren (wie Venenklappen, Muskelpumpe) ebenfalls nur eine untergeordnete Rolle. Anders ist die Situation im Bereich der herznahen Venen: Dort wird das Blut *allein* durch die Sogwirkung des Herzens befördert.

Der Restblutdruck

Wie der Name bereits ahnen läßt, handelt es sich um einen sehr geringen Venendruck, lediglich 8 mm Hg im Bereich der Fußvenen. Am Arm wird ein arterieller Druck von 130 mm Hg gemessen.

Die Venenklappen

Feine Hautsegel an den Veneninnenwänden

Eine Besonderheit der Venen sind die Venenklappen (siehe auch die Abb. unten. Es sind feine Hautsegel an den Veneninnenwänden, die ähnlich wirken wie technische Rückschlagventile: Das Richtung Herz strebende Blut drückt die Venenklappe an die Gefäßwand, es kann zwar in Richtung Herz fließen, aber zurücksackendes Blut stellt die Klappen aufrecht, und der Venenquerschnitt ist dann versperrt. Das Blut kann – eine normale Funktion der Venenklappen vorausgesetzt – nur „in die richtige Richtung fließen".

Das Blut kann nur in eine Richtung fließen

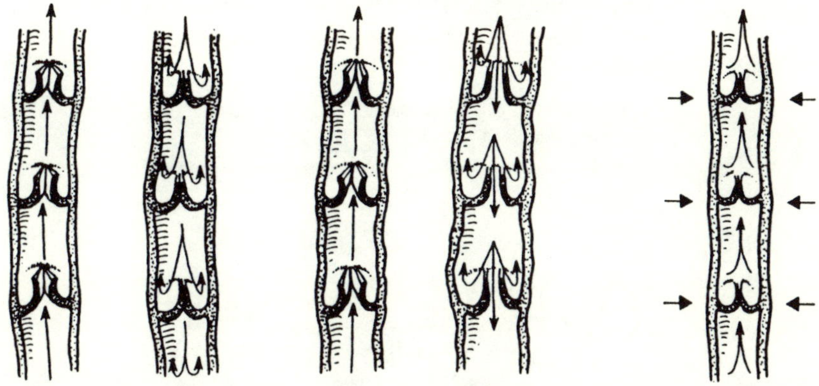
1a b 2a b 3

1 Gesunde Venen

2 kranke, erweiterte Venen

3 kranke Vene mit Kompressionsverband

Ist dies unter allen Bedingungen so?

Ein erhöhter Venendruck erweitert die dünnwandigen Beinvenen

Das Venensystem ist, bezogen auf die Wandstärke der Venenrohre, leichter „dehnbar" als dies Arterien sind. Folge: Ein erhöhter Venendruck (z. B. bei langem, unbeweglichem Stehen) erweitert die dünnwandigen Beinvenen. Dadurch kommt es zu einem „Versacken" einer beträchtlichen Blutmenge, verbunden mit einer deutlichen Verringerung der Blutströmung.

Nach 15 Minuten Stehen sinkt die Gesamtblutmenge um bis 20 % ab

Nach etwa 15 Minuten unbeweglichen Stehens sinkt die zirkulierende Gesamtblutmenge des Körpers um bis zu 20 % ab. Das bedeutet bei einer Gesamtblutmenge von etwa 5 l Blut, die normalerweise durch den Körper kreist, eine Versackung von bis zu 1 l Blut in den tieferen Beinabschnitten.

Ultrafiltration

Dadurch erhöht sich auch der Druck der Blutsäule und damit auch eine Kraft, die *Ultrafiltration* genannt wird.

Dies ist, vereinfacht dargestellt, die Wanderung (Diffusion) gelöster Teilchen und Flüssigkeit mit hohem Druck durch eine Trennschicht (Membran), in diesem Fall durch die zarte Kapillarwand der Vene.

Venöser Schenkel des Blutgefäßsystems

Nachdem die Substanzen (insbesondere Eiweißkörper) die Blutbahn mittels Ultrafiltration verlassen haben (übrigens ein passiver Vorgang, allein durch den hohen Druck bedingt), gelangen sie in den Zwischenzellraum (= Interstitium). Die meisten dieser Stoffe (etwa 90 %) kommen schließlich über den *venösen Schenkel* des Blutgefäßsystems wieder in die Blutbahn zurück (siehe auch Zeichnung).

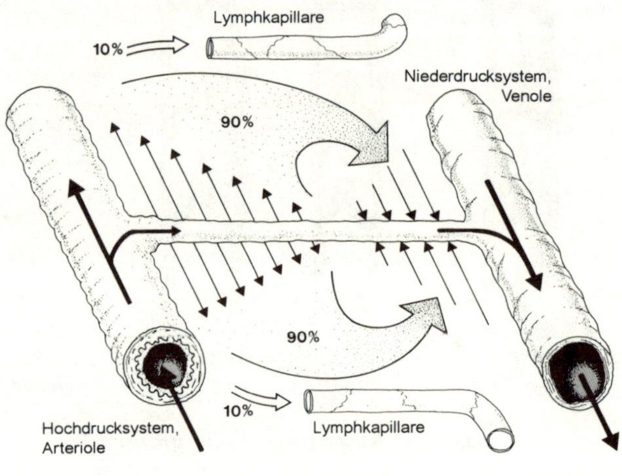

Übergang Arteriole – Vene

Nach längerem Stehen kommt es meist zu einem Kollaps

Bedingt durch den starken Flüssigkeitsausstrom aus dem Blutgefäßsystem kommt es nach längerem, unbeweglichem Stehen in der Regel zum *Kollaps* (im Sinne von „Kreislaufzusammenbruch"). Denn das versickernde Blut wird dem Kreislauf entzogen und damit indirekt eine Blutleere im Gehirn erzeugt.

Die Venenwände müssen einen gleichen Abstand zueinander haben

Parallel mit der Steigerung der Ultrafiltration entwickelt sich ein weiteres Problem: Die Venenwände *müssen* einen immer mehr oder weniger gleichen Abstand zueinander haben, sonst können die Klappen nicht richtig schließen. Wenn die Gefäßwände aber auseinanderstreben, wie dies bei einer Erweiterung durch eine größere Blutmenge der Fall ist, können die Klappen nicht dicht schließen und verlieren damit einen Großteil ihrer Funktionsfähigkeit.

Ein Teufelskreis entsteht

Ein Teufelskreis entsteht: Je mehr sich die Venen weiten, desto schlechter schließen die Klappen, desto mehr Blut versackt, desto mehr Flüssigkeit gelangt in den Zwischenzellraum.....!

Die Atmung

Während der Einatmung kommt es zu einem Überdruck im Bauchraum bei gleichzeitiger Ausbildung eines Unterdrucks im Brustraum. Folge: Im Brustraum erweitern sich die Venen und „saugen“ das venöse Blut aus den Beinen zurück zum Herzen.

Die Muskelpumpe

Die wichtigste Hilfe der Venen beim Blutrücktransport

Dies ist die wichtigste Hilfe der Venen beim Blutrücktransport. Steht der Mensch lange mehr oder weniger unbeweglich, oder bewegt er sich insgesamt zu wenig oder aber falsch (Stöckelschuhe), dann kann die Muskelpumpe nicht richtig wirken, und die anderen konstruktiven Elemente des venösen Rückflusses werden schlicht und einfach überfordert.

Oberflächliches und tiefes Venensystem

Im Bereich der Beine (den unteren Extremitäten) unterscheidet man ein oberflächliches (suprafasziales System = Stammvenen; supra, lat.: oberhalb) und ein tiefes Venensystem (subfasziales System = Leitvenen; sub, lat.: unter, unterhalb).

Perforanzvenen

Getrennt werden die beiden Venensysteme durch Faszien (Muskelhüllen). Zwischen ihnen, also den tiefen und den oberflächlichen Venen, bestehen Verbindungen, die *Perforanzvenen* (Venae perforantes), etwa 150 in jedem Bein. Auch diese besitzen Klappen, so daß das Blut von der Oberfläche in Richtung *tiefe* Venen abfließt.

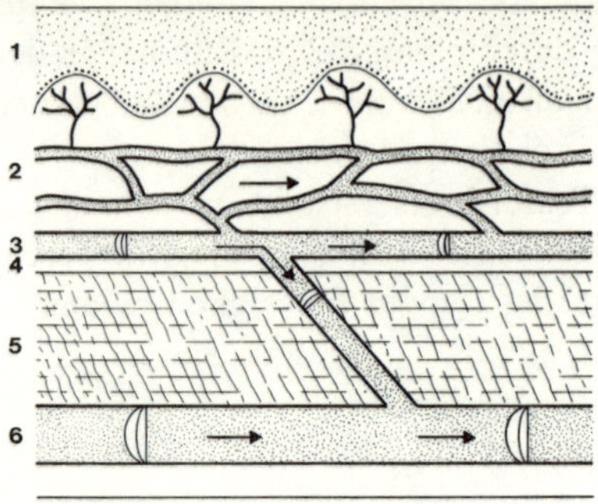

Blutzirkulation in den Venen:
1 Oberhaut (Epidermis), 2 Unterhaut (Subkutis), 3 oberflächliche Venen, 4 Faszie, 5 Muskulatur mit Verbindungsvene (Vena perforans), 6 tiefe Venen.

Die tiefen Venen liegen in der Wadenmuskulatur

Die tiefen Venen sind in die Wadenmuskulatur eingebettet und werden beim Gehen „leergedrückt“. Sie erzeugen einen Sog hin zu den oberflächlichen Venen, die dann regelrecht „leergesogen“ werden. Die wichtigste Muskelpumpe des menschlichen Körpers ist die Wadenmuskelpumpe.

Die Anbindung der Venen an Arterien

Der Körper verhindert eine Überfüllung der Beinvenen

Unser Körper verhindert im Normalfall eine Überfüllung der Beinvenen durch Veränderung verschiedener Kreislaufgrößen, aber auch konstruktive Verbindungen zwischen Venen und Arterien sind von Bedeutung:

- Die Herzfrequenz wird beschleunigt (das Herz schlägt schneller).
- Der Gefäßwiderstand wird erhöht (die kleinen Venenmuskeln ziehen sich zusammen). Dadurch wird ein zu starkes Erweitern der Venen verhindert.
- Meist verlaufen 2 untereinander verbundene Venen (*Begleitvenen*) zusammen mit einer Arterie. Bedingt durch die enge Verbindung der Gefäße wird die arterielle Pulswelle auf die Vene übertragen. Die elastische Vene wird zusammengedrückt, das Blut – sofern die Klappen in Ordnung sind(!) – in Richtung Herz gedrückt.

Im Normalfall reichen die beschriebenen Schutzfaktoren aus.

Krampfaderleiden

Krummader

Das Wort leitet sich vermutlich von der altdeutschen Bezeichnung *Krummader* her. Damit wurde von unseren Vorfahren der unregelmäßige, geschlängelte Verlauf der erweiterten Vene beschrieben. Krampfadern haben also nichts mit Krämpfen zu tun.

Erweiterte Venen des oberflächlichen Venensystems

Es sind erweiterte Venen des oberflächlichen Venensystems und meist ein Zeichen, daß die tieferliegenden Venen überlastet oder in ihrer Funktion gestört sind. Dann kommt es zu einem Rückstau über die Verbindungsvenen (Perforanzvenen) in die oberflächlichen Venen hinein, die aber für die zusätzlichen Belastungen nicht „gebaut" sind und mit teilweise extremer Erweiterung reagieren.

Staut sich das Blut (z. B. durch längeres Stehen) in den tiefen Beinvenen, kann es passieren, daß die Klappen der Verbindungsvenen dem Druck nicht mehr standhalten: Das Blut staut sich bis in die oberflächlichen Venen zurück, die sich erweitern. Dauert dieser Zustand längere Zeit an, und kommen weitere Risikofaktoren hinzu, können Krampfadern entstehen.

Vielfältige Ursachen

Die Ursachen können vielfältig sein. Zu den wichtigsten Faktoren, die eine Entstehung von Krampfadern mitbegünstigen, gehört die berufliche Situation (Stehberufe, aber auch zu langes Sitzen, Betonböden usw.).

Risikofaktoren

Risikofaktoren für die Entstehung eines Krampfaderleidens:

- krankhafte Veränderungen: Veränderung der Venenwand (Arteriosklerose), Thrombosen (*der* Risikofaktor bei bereits bestehenden Krampfadern und Gefahr für noch intakte Venen),
- Übergewicht,

- beruffliche Situation (Steh- und Sitzberufe),
- die sogenannte Vererbung, eine Bindegewebsschwäche?,
- falsche Kleidung und/oder falsches Schuhwerk,
- Ernährungsfehler,
- Schwangerschaft,
- Medikamente (z. B. Antibabypille),
- Alter, der „normale" Verschleiß der Gefäße.

Die verschiedenen Stadien der venösen Insuffizienz (= der Venenschwäche) (modifiziert nach Marshall)

Stadium I: Noch keine Beschwerden, die „Sicherheitsventilfunktion" des Lymphgefäßsystems (siehe dort) springt ein und transportiert überschüssiges Gewebewasser ab.

Stadium II: Stauungsgefühl. Sie bemerken im Knöchelbereich und am Unterschenkel Schwellungen, die aber während der Nacht meist zurückgehen. Das Lymphgefäßsystem kann den Anforderungen nur noch teilweise nachkommen, manchmal kommt es nachts auch schon zu ersten Wadenkrämpfen.

Stadium III: Anschwellen der Beine, beginnende Braunverfärbung (!) der Beine. Die scheinbar übermäßige Pigmentierung im Bereich der Waden ist als eine Spätfolge der andauernden Überdruckbelastung zu sehen.

Ursache: Durch den dauernden Hochdruck in den Venen verlassen vermehrt rote Blutkörperchen (Erythrozyten) die Blutbahn und gelangen in das Gewebe der Beine. Die braune Farbe stammt von einem Abbauprodukt der roten Blutkörperchen, dem *Hämosiderin*. Die Membran der Gewebezelle (durch die die Zelle ernährt wird) erleidet ebenfalls Schaden, wird dick und verhärtet sich. In letzter Konsequenz wird so die Diffusion und damit die Ernährung behindert. Die Zelle beginnt zu „hungern" und stirbt schließlich an „Unterernährung" ab.

Hämosiderin

Stadium IV: Folge dieser Unterernährung ist ein Gewebeschaden, das Ulcus cruris (das „offene" Bein), siehe Seite 106.

Risikofaktoren im einzelnen

Thrombosen

Auch die Venen können an einer Arteriosklerose erkranken

Krankhafte Veränderungen in oder an den Gefäßen können die Entstehung von Krampfadern begünstigen. Ebenso wie die Arterien können auch die Venen an einer Arteriosklerose und den Spätfolgen dieses Leidens erkranken. Die Klappen und die Venenwände zeigen dann alle Zeichen der Verhärtung. Histologisch (also bei genauer Untersuchung der Gewebestrukturen) fallen an der Innenwand der Venen hellgelbe Verdickungen auf.

Arterialisation einer Vene

In Aussehen und Beschaffenheit erinnert die betroffene Vene an eine erkrankte Arterie, daher sprechen wir auch von einer *Arterialisation* einer Vene. Die Innenwand und die Mittelschicht (Media) weisen eine diffuse Vermehrung von Bindegewebsfasern auf. Die so krankhaft veränderte Venenwand ist den Anforderungen auf Dauer nicht gewachsen und wird sich erweitern.

Bei der Thrombose liegt eine Veränderung der Gefäßwände, der Blutzusammensetzung und ein Strömungshindernis – eine Veränderung der Blutströmung – vor. Thrombose ist eine Gerinnung von Blut am falschen Ort, d. h. im Blutgefäß.

Risikofaktor für eine massive Beeinträchtigung der Venenfunktion

Die Thrombose ist Risikofaktor für eine massive Beeinträchtigung bis hin zur irreversiblen Zerstörung der Venenfunktion, gleichzeitig aber auch gefürchtete Spätfolge des Krampfaderleidens.

Gerade das Krankheitsgebiet der Thrombose zeigt uns, wie vielfältig und sich gegenseitig beeinflussend die Gefäßerkrankungen verlaufen.

In der Medizin wird zwischen der Thrombophlebitis und der Phlebothrombose unterschieden.

Thrombophlebitis

Eine entzündliche Erkrankung der oberflächlichen Venen mit Thrombusbildung

Dies ist eine entzündliche Erkrankung der oberflächlichen Venen mit Thrombusbildung (Thrombus = Blutpropf, entsteht durch Blutgerinnung in den Gefäßen). Es handelt sich in der Hauptsache um eine Entzündung (Abwehrreaktion des Organismus und seiner Gewebe gegen verschiedenartige, meist schädigende Reize). Ziel der Entzündung ist in der Regel, die schädigenden Substanzen und ihre Folgen zu beseitigen. Bei der Thrombophlebitis finden wir meist keine krankhafte Flüssigkeitsansammlung (= Ödem) vor. Die Gefahr einer Embolie (Verschleppung von körpereigenen oder fremden Substanzen mit dem Blutstrom) besteht im allgemeinen nicht. Da bei der Thrombophlebitis keine Emboliegefahr besteht, soll der Patient sich bewegen. Keine Bettruhe.

Die Gefahr einer Embolie besteht meist nicht

Klinische Zeichen

Die klinischen Zeichen:

- kein Ödem,
- das von der Thrombose befallene Bein ist wärmer als das gesunde,
- das thrombosierte Gefäß kann als harter gerader Strang getastet werden,
- meist eine örtliche Entzündung, deren Bereich schmerzhaft ist, druckempfindlich und gerötet erscheint.

Der Erkrankte gehört sofort in ärztliche Bahandlung!

Phlebothrombose

Hier sind die tiefen Venen betroffen

Hohe Emboliegefahr

Bei der Phlebothrombose sind die tiefen Venen betroffen. Es handelt sich vor allem um eine Gerinnungsstörung mit begleitender Blutstauung. Die Erkrankung ist gefährlich, geht sie doch schleichend einher, und hat eine hohe Emboliegefahr. Im späteren Verlauf der Erkrankung ist das Bein ödematös geschwollen.

Mögliche Ursachen

Als mögliche Ursachen kommen in Frage:

- Operationen mit längerer Bettlägrigkeit und damit fehlende Wadenmuskelpumpe;
- Herzschwäche (Herzinsuffizienz), das Herz ist nicht mehr in der Lage, ausreichend Blut aus den Beinen zu pumpen;
- eine erhöhte Dickflüssigkeit des Bluts (gesteigerte Viskosität), auch meist nach Operationen oder längerer Bettlägrigkeit anzutreffen;
- unnatürlich geweiterte Gefäßwände der Venen (venöse Gefäßdilatation), Ursache sind meist Narkosemittel und längere Bettlägrigkeit. Bereits nach 8stündiger Bettlägrigkeit (Immobilisation) kommt es zu einer deutlichen Verlangsamung der Blutströmung (bis zu 40 %). An bestimmten Stellen des Kreislaufs kann es sogar zu einem völli-

gen Stillstand der Strömung kommen. Dies sind zum Beispiel die Venenklappen (Taschenklappen) und die sackförmigen Ausbuchtungen der Venen im Bereich der Zusammenflüsse von 2 Venengefäßen.

Am Anfang nur sehr geringe Beschwerden

Die Phlebothrombose macht am Anfang keine oder nur sehr geringfügige Beschwerden. Sie ist der Auslöser für die gefürchtete Spätform der Varikose, der chronischen venösen Insuffizienz (siehe dort).

Klinische Zeichen

Die klinischen Zeichen:

- Blutstauung,
- Ödeme,
- Blauverfärbung des betroffenen Beins,
- Druckempfindlichkeit (!) der Wade: Sofern das Bein betroffen ist, fühlt sich dieses manchmal an, als sei die Muskulatur überfordert worden (wie bei einem Muskelkater). Diese Form der Druckempfindlichkeit tritt bei der tiefen Beinvenenthrombose einseitig auf; im Gegensatz zu einem Muskelkater, der meist an beiden Waden auftritt.

Thrombosegefahr vor allem nach Operationen

Thrombosegefahr besteht vor allem nach Operationen (Thrombosehäufigkeit über 40 %), bei Schwangeren, im Wochenbett, bei Herzinfarkten, Nierenschwäche, Verletzungen und Verbrennungen.

Thrombose auch durch ungewohnte körperliche Anstrengung

Auch durch starke, ungewohnte körperliche Anstrengung kann eine Thrombose ausgelöst werden, so in den Beinen nach ausgedehnten Wanderungen oder im Bereich der Arme und Schultern durch schweres Tragen, Schaufeln und durch Sport (Tennisspielen).

Der Erkrankte gehört sofort in ärztliche Behandlung.

Welche Patienten sind besonders thrombosegefährdet?

Patienten mit Krampfadern sind besonders gefährdet

An 1. Stelle stehen Patienten mit Krampfadern. Durch die Stauungen im Bereich der Beinvenen kommt es zu einer Verkürzung der Blutgerinnungszeit. Da bei bis zu 60 % aller Erwachsenen die Venen im Wadenbereich krankhaft verändert sind, beginnen 70 % aller Thrombosen in den Wadenvenen, und zwar in den Taschen der Venenklappen.

Weitere Risikofaktoren

Weitere Risikofaktoren sind:

- Übergewicht, wobei besonders übergewichtige ältere Patienten ein hohes Risiko tragen,
- Patienten mit lang andauernder Bettruhe (auch Gipsbein).

Embolie ist die größte Gefahr

Die größte Gefahr für Leben und Gesundheit des Patienten ist sicher die *Embolie*. Diese verläuft bei bettlägrigen Patienten meist ohne Symptome. Wenn sie nach längerer Bettruhe zum ersten Mal wieder aufstehen, besteht oft die Gefahr einer Lungenembolie.

Lungenembolie

Die tiefe Venenthrombose mit nachfolgender Lungenembolie gehört zu den gefürchteten Komplikationen nach einer Operation (postoperative Komplikation). Alter, Übergewicht und Krampfadern sind dafür Risikofaktoren.

Wenn auch zunächst kleine Embolien nicht unbedingt eine Gefahr für den Patienten darstellen müssen, sind doch in über 50 % aller schwerwiegenden Lungenembolien kleine Embolien vorausgegangen. Die Thromboembolie ist bei Krankenhauspatienten mit den unterschiedlichsten Krankheiten die häufigste Komplikation und Todesursache.

Bei Krankenhauspatienten die häufigste Komplikation

Das postthrombotische Syndrom

Nachdem sich das Blutgerinnsel nach der Entzündung in den Beinen aufgelöst hat, bleiben meist Narben in den Venen zurück. Diese verändern die Gefäßwände und ziehen sie dabei ein wenig auseinander. Folge: Die Venenklappen können nicht mehr richtig schließen. Da die tiefen Venen, die nun geschädigt sind, aber die meiste Arbeit im Blutrücktransport vollbringen sollen, kommt es jetzt zu erheblichen Stauungen in den Beinen. Diese Spätfolge einer tiefen Beinvenenthrombose wird *postthrombotisches Syndrom* genannt.

Meist bleiben Narben in den Venen zurück

Sekundäre Varizen

Die Patienten entwickeln *sekundäre Varizen* (siehe „Untersuchungsmethoden der Venen"), die auch durch das Mehrpunkteprogramm (Therapieprogramm gegen Venenschwäche, s. dort) nur schwer zu beeinflussen sind. Einzig die Kompressionsbehandlung, meist in der höchsten Kompressionsklasse, vermag beim postthrombotischen Syndrom noch zu helfen.

Einschneidende Folgen

Die persönlichen Folgen sind für die Betroffenen einschneidend. Nicht wenige werden arbeitsunfähig und müssen frühzeitig berentet werden. Mit einer richtigen Kompressionstherapie lassen sich zwar in Einzelfällen die schlimmsten Beschwerden lindern, aber z. B. eine Operation, die defekte Venenklappen ersetzen könnte, ist nach dem derzeitigen Stand der Medizintechnik noch Utopie. Daher gilt: Vorbeugen!

Vorbeugung

In der ärztlichen Praxis wird die Thromboseprophylaxe nicht konsequent durchgeführt

Im Gegensatz zur Klinik mit ihren beachtlichen Erfolgen in der Verhütung von Thromboembolien wird der Thromboseprophylaxe in der ärztlichen Praxis bei weitem nicht die Beachtung geschenkt und mit der Konsequenz durchgeführt, wie es nach dem aktuellen Erkenntnisstand angezeigt wäre. „Wenn es schon in der ärztlichen Praxis fast unmöglich ist, eine Venenthrombose in einem möglichst frühen Stadium zu erfassen und gezielt zu behandeln, bleibt als einzige Möglichkeit die frühzeitige Einleitung einer generellen, jedoch auf den einzelnen Patienten abgestimmte Thromboseprophylaxe. Durch eine Kombination physikalischer und medikamentöser Maßnahmen lassen sich auch in der ärztlichen Sprechstunde und am häuslichen Krankenbett Thrombose (Erkrankung) und Embolie (Todesfälle) eindrucksvoll senken" (Therapiewoche 39, 33 (1989) Seite 2253).

Was können Sie als Patient tun, um die ärztlichen Bemühungen zu unterstützen?

Venenfreundlich leben

Zuerst einmal müssen Sie versuchen, möglichst venenfreundlich zu leben:

- Langes Stehen und langes Sitzen mit angewickelten Beinen ist zu vermeiden,
- Rauchen einstellen,
- Übergewicht abbauen,
- lange Bettruhe wenn irgend möglich vermeiden,
- ausreichend viel trinken.

Wenn Sie bettlägrig sind:
Den Kompressionsverband bis über die Leiste hinaus anlegen, am besten beide Beine so wickeln, Beine leicht (!) hochlagern (Abb. Seite 111). Beseitigung von Stauungen im Bauchraum, Kreislauftherapie.

Ausreichend trinken

Vermeiden Sie möglichst eine Entwässerung des Körpers (ausreichend trinken). Wenn Sie zuwenig trinken, wird das Blut "dick", die Blutzusammensetzung verändert und so eventuell die Blutgerinnung beschleunigt. Beachten Sie auch die Möglichkeit einer beschleunigten Blutgerinnung durch die Einnahme von Östrogenen.

Physikalische Therapie

Empfehlenswert sind die Methoden der physikalischen Therapie: kalte Teilwaschungen oder kalte Ganzwaschungen. Keine Warmanwendungen!

Was kann der Arzt tun, um eine Thrombose zu verhindern?

Herabsetzung der Blutgerinnung durch Medikamente

Zusätzlich zu den oben beschriebenen Vorsorgemaßnahmen wird in der Regel die Blutgerinnung durch Medikamente herabgesetzt: Durch die Einführung der routinemäßigen Thromboemboliepophylaxe mit Heparin (ein Wirkstoff, der die Blutgerinnung hemmt) konnten Venenthrombosen mit ihren Früh- und Spätkomplikationen deutlich gemindert werden.

Wie behandelt der Arzt Venenthrombosen?

Haben alle vorbeugenden Maßnahmen nichts genützt, dann muß die Venenthrombose gezielt behandelt werden.

Salben und Umschläge

Die *Thrombophlebitis* (die oberflächliche Thrombose) kann durch lokale gerinnungs- und entzündungshemmende Salben (heparinoidhaltige Salben) sowie mit Alkoholumschlägen behandelt werden. Keine Bettruhe! Die Patienten sollen mit gut gewickelten Beinen viel gehen.

Bettruhe

Die *Phlebothrombose* (die Thrombose der tiefen Beinvenen) erfordert in der ersten Zeit Bettruhe, Hochlagerung der Beine, lokale Salben und entsprechende entzündungshemmende Medikamente. Meist wird auch hier eine Kompression der Beine gegen eine drohende Lungenembolie durchgeführt.

Fibrinolytische Behandlung

Bis zum 3. Tag ist die fibrinolytische Behandlung (also eine medikamentöse Behandlung, um das Blutgerinnsel wieder aufzulösen) notwendig.

Übergewicht

Übergewicht erhöht das Risiko für eine Venenerkrankung

Übergewicht ist zwar kein eigener auslösender Faktor für Venenerkrankungen, doch erhöht Übergewicht insgesamt das Risiko für eine Venenerkrankung. Es übt nämlich einen verstärkten Druck auf die Beine aus; Übergewicht sorgt auch für eine Mehrbelastung des Herzens. Zum Thema „Übergewicht" siehe auch die Erläuterungen im Kapitel Arteriosklerose (Seite 47)..

Die berufliche Situation

Viele Frauen stehen mehr als 70 % der täglichen Arbeitszeit

Viele Frauen verbringen mehr als 70 % der täglichen Arbeitszeit in stehender Haltung. In den beiden häufigsten Frauenberufen, also Verkäuferin und Friseuse, stehen mindestens 1,5 Millionen Frauen. Aber auch in den Pflegeberufen, als Arbeiterin in der Fabrikation, im Küchen- und Gaststättengewerbe, als Zahnarzthelferin und in vielen weiteren Sparten der Arbeitswelt stehen Frauen fast den ganzen Tag.

Besonders schwere Erkrankungen des Gefäßsystems treten auf

Schwere Erkrankungen des Gefäßsystems treten bei Arbeitnehmern in Stehberufen häufiger auf als bei Berufstätigen, die eine Arbeit ausführen, die einen Wechsel der Körperhaltung zuläßt. Aber auch Erkrankungen der Wirbelsäule und der Gelenke sind häufig anzutreffen.

So klagen über 50 % aller Verkäuferinnen über gesundheitliche Beschwerden und nehmen regelmäßig Medikamente gegen Kreislaufbeschwerden und Schmerzen ein.

Der Körper ist relativ schnell überfordert

Der Körper ist relativ schnell – natürlich auch abhängig vom jeweiligen Trainingszustand – bei langandauernder Stehbelastung überfordert.

Überfordert sind:

- die großen Muskelgruppen des Rückens und der Beine, die die aufrechte, gerade Haltung ermöglichen,
- die Gelenke, Sehnen und Bänder, die durch die lange aufrechte Haltung überdehnt und in ihrer Ernährung gestört werden. Im Stehen lastet das gesamte Körpergewicht auf lediglich 38 Gelenken. Auch der Stoffwechsel in den Gelenken ist gestört: Ein altes Sprichwort lautet: „Wer rastet, der rostet", dieses trifft auf unsere Gelenke zu; denn mangelnde Bewegung des Gelenks kann zu einer Unterernährung des Gelenkknorpels und so zu vorzeitigem Verschleiß führen.
- der Kreislauf: Probleme bereiten hier die Stabilisierung des Körperkreislaufs: Das Blut versackt in den Beinen, erweitert die Venen, und das Gehirn erhält dadurch weniger sauerstoffreiches Blut.

Wie läßt sich die Situation in „Stehberufen“ ändern?

Daß langes Stehen schädlich ist, haben wir bereits besprochen, auch die Risikofaktoren sind bekannt.

Am Arbeitsplatz muß angesetzt werden

Meines Erachtens ist es wichtig, mit den Veränderungen dort anzusetzen, wo die Belastungen entstehen: am Arbeitsplatz. Dabei darf nicht vergessen werden, daß viele Frauen einer Doppelbelastung unterliegen, also nach Feierabend noch eine Familie zu betreuen haben; auch hier wird die Hausarbeit meist im Stehen erledigt.

Ein Wechsel der Körperhaltung muß möglich sein

Bei allen Umstellungsversuchen am Arbeitsplatz sollten Sie ein Ziel vor Augen behalten: Die Umstellung muß so gestaltet werden, daß sie einen Wechsel der Körperhaltung ermöglicht!

Wie kann eine Umstellung der Körperhaltung während der Arbeit erreicht werden?

Da bieten sich innerbetriebliche Wechsel von Aufgaben und Tätigkeiten an.

Beispiel: Friseurgeschäft

Beispiel: In einem Friseurgeschäft wechseln die Angestellten in einem bestimmten Rhythmus von dem weitgehend im Stehen durchgeführten Haareschneiden auch einmal an die Rezeption oder versuchen, den Kunden die Haare im Sitzen zu waschen oder zu schneiden. Es gibt mittlerweile höhenverstellbare Hocker, die auf leichtlaufenden Rollen bequem hin und her bewegt werden können. Die Friseuse hat so die Möglichkeit, die besonders beim Schneiden und Waschen der Haare ungünstige Körperhaltung zu vermeiden. Oder: Die Haarprobleme der Kundin könnten in einer separat eingerichteten Sitzecke in aller Ruhe besprochen werden.

Jede Umstellung ist schwer durchzusetzen

Natürlich ist eine jede Umstellung („dieses neumodische Zeug, wir arbeiten seit 40 Jahren schon so, und da hat noch niemand gemeckert“) nur sehr schwer durchzusetzen, gerade auch in kleinen Betrieben. Aber: Sie sollten es wenigstens versuchen!

Neueste Forschungen zeigen: Arbeitnehmer, die zwischenzeitlich auch einmal sitzen können, sind leistungsfähiger, weniger krank (!) und zeigen sich bei Publikumsverkehr gegenüber der Kundschaft freundlicher und aufgeschlossener. Laut § 25 der Arbeitsstättenverordnung müssen in der Nähe

Bedarfssitze

des Arbeitsplatzes Bedarfssitze aufgestellt werden, und zwar dann, wenn es nicht möglich ist, die Arbeitsaufgaben im Sitzen zu erledigen oder durch die Einführung von Mischarbeit und Arbeitswechsel für Entlastung zu sorgen.

Bedarfssitze in der Nähe des Arbeitsplatzes erlauben kurzfristiges Ausruhen in Arbeitspausen oder Wartezeiten. Sind die Platzverhältnisse insgesamt sehr ungünstig, können Stehhilfen für eine kurzfristige Entspannung sorgen.

Stehhilfen

Aber auch Berufstätige, die den ganzen Tag sitzen, sind nicht zu beneiden. Von den Rückenbeschwerden einmal abgesehen, die durch stundenlanges Sitzen hervorgerufen werden: Langes Sitzen drückt die Blutgefäße zusammen und behindert so den venösen Rückfluß. Versuchen Sie deshalb, möglichst „richtig“ zu sitzen. Sie schonen Ihren Rücken und schützen Ihre Venen.

Richtig sitzen

Am besten sitzen Sie mit gestrecktem Rücken und vermeiden eine lässig gebeugte Haltung. Setzen Sie sich so aufrecht, daß sich Ihr Rücken in der Lendengegend an der Stuhllehne abstützt und nicht hohl liegt. Noch besser ist es allerdings, wenn Sie einen Drehhocker benutzen können. Sie brauchen dann mit Ihrer ebenfalls stark beanspruchten Wirbelsäule keine Drehbewegungen auszuüben, die Bandscheibe und Wirbelgelenke besonders beanspruchen.

Ideal ist ein kleines Fußbänkchen

Ideal ist auch ein kleines Fußbänkchen, damit die Beine leicht erhöht ruhen können. So vermeiden Sie einen starken Druck auf der Unterseite der Oberschenkel, und das venöse Blut kann leichter zurückströmen. Auch der Rücken wird es Ihnen danken.

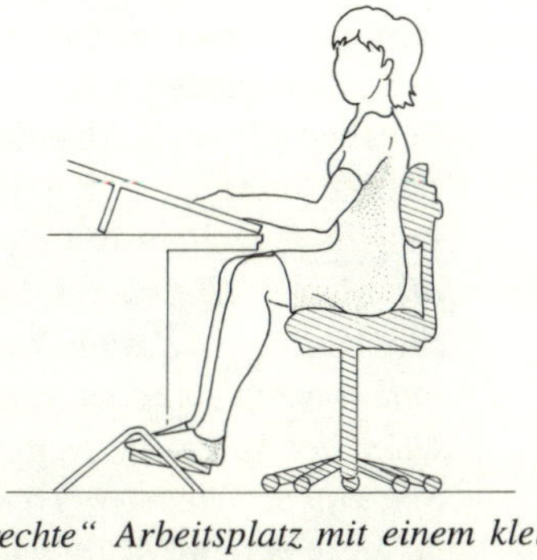

Der „venengerechte“ Arbeitsplatz mit einem kleinen Fußbänkchen, einem richtigen Stuhl und einer körpergerechten Arbeitsfläche.

Wenn es irgend möglich ist, versuchen Sie, die Arbeit so aufzuteilen, daß Sie auch einmal im Stehen arbeiten können, versuchen Sie, alle Stunde einmal umherzulaufen, und nutzen Sie die Übungen der Venengymnastik (s. Seite 121 ff.).

Vererbung

„Es handelt sich um eine vererbte Venenschwäche", diesen Satz haben Sie vielleicht auch schon einmal gehört. Manchmal ist es aber durchaus sinnvoll, wenn der Patient sich einmal die kritische Frage stellt, ob nicht die Ursache von Venenerkrankungen doch in einem Fehlverhalten zu suchen ist. Wir erleben nicht selten familiär gehäuft auftretende Krampfadern, die dann beim näheren Hinsehen durch in diesen Familien übliches Fehlverhalten verursacht wurden.

Ist die Ursache von Venenerkrankungen in einem Fehlvergalten zu suchen?

Gerechterweise muß jedoch erwähnt werden, daß es Menschen gibt, deren Venen offensichtlich eine andere, minderwertige Beschaffenheit der Bindegewebsstrukturen aufweisen, als dies ansonsten bei einem Großteil der Bevölkerung üblich ist. Die Bindegewebsfasern verlaufen bei Krampfaderträgern ungeordnet. Folge: Ungeordnete Fasern können sich nach Ausdehnung nicht zusammenziehen und verbleiben in der gedehnten Stellung. Patienten mit dieser Bindegewebsschwäche können aber mit verschiedenen homöopathischen Präparaten behandelt werden, so unter anderem mit Kieselsäure (siehe unter „Behandlung von Krampfaderleiden").

In den meisten Fällen ist die Veranlagung aber nicht stark ausgeprägt und sicher kein alleiniger Grund für die Entwicklung der Varikose. Der Mensch wirkt durch sein Verhalten ganz entschieden mit.

Beispiel: typische Krampfaderfamilie

Schauen wir uns doch einmal in einer typischen „Krampfaderfamilie" um:

Die Tochter zieht die gleiche einengende Kleidung an wie die Mutter, Hüftgürtel, Stumpfbänder, hochhackige Schuhe, die Mutter wiederum hat sich nach ihrer Mutter gerichtet und so weiter und so weiter.

Oder der Vater: Varizenträger schon seit vielen Jahren, der Sohn auch. Wie leicht ist doch da die Diagnose: „Vererbung, da kann man nichts machen". Alle sind zufrieden, der Vater, der Sohn und der Arzt auch. „Denn da kann man ja nichts

machen". Will heißen: „Da brauche ich nichts zu machen, kann also gemütlich weiterleben wie gehabt".
Aber schauen wir uns doch einmal die beiden Herren ein wenig genauer an: Beide haben Übergewicht, und zwar deutlich. Sie rauchen beide und essen reichlich Fleisch und Wurst. Beide leiden unter Verstopfung. Vater und Sohn halten von Bewegung nichts, selbst der Weg zum Zigarettenautomaten ist ihnen zu weit, sie fahren dorthin mit dem Auto. Die Kleidung ist ungünstig gewählt. Der Hosenbund spannt und drückt so die Venen ab. Die Atmung ist flach, ein besonderer Sog wird über das Zwerchfell nicht ausgeübt. Bei dieser Lebensweise müssen sich einfach Krampfadern entwickeln.

Eine radikale Umstellung der Lebensweise ist sinnvoll

Sinnvoll und richtig wäre in den vorgestellten Fällen – und es gibt derer viele – eine einschneidende Umstellung der Lebensweise. Dies ist zwar am Anfang sicher schwer, bringt aber auch etwas: Die Lebensqualität steigt und die Gefahr einer Lungenembolie sinkt.

In der Regel treten Krampfadern bei Kindern nicht auf

Und noch etwas: In der Regel treten Krampfadern bei Kindern und Jugendlichen nicht auf – trotz „Veranlagung". Es müssen also wohl wirklich andere Faktoren (die Lebensführung) eine entscheidende Rolle spielen.

Welche Hilfen gibt es?

Risikofaktoren abbauen

Die Risikofaktoren müssen abgebaut werden. Hatten bereits Mutter und Großmutter Krampfadern, dann müssen Sie sich ganz besonders vor Krampfadern schützen. Und dazu gehört eben: besonders „venenfreundlich" leben.
Manchmal helfen auch Medikamente aus dem Schatz der Naturheilkunde, die eventuell vorhandene Venen- und Bindegewebsschwäche ursächlich zu therapieren (siehe unter „Behandlung von Venenleiden").

Falsche Kleidung und falsches Schuhwerk

Falsche Bekleidung und vor allem falsche Schuhe werden von vielen Patienten hinsichtlich ihrer Bedeutung unterschätzt.
Wenn Sie sich einmal vor Augen halten, wie dicht unter der Hautoberfläche ein Großteil der Venen liegt, dann wird ver-

Durch einengende Kleidung kann der Blutfluß behindert werden

ständlich, daß durch einengende Kleidung der Blutfluß sehr behindert werden kann.

Im Bereich der Leistenbeuge oder an den Kniekehlen können Sie die Venenstränge sehen. Gerade aber die Leistenbeuge und die Kniekehle sind Bereiche, die anatomisch ungünstig konstruiert sind: Beugen Sie in der Leiste das Hüftgelenk oder in der Kniekehle das Kniegelenk an, dann werden auch die Venen in ihrem Verlauf behindert. Kommen nun noch enge, „körpernah" geformte Kleidungsstücke hinzu, dann wird der venöse Blutfluß massiv behindert.

Diese Feststellung ist besonders für Schreibtischarbeiter wichtig. Denn wer 8 Stunden und länger ausschließlich sitzt, muß sich der Bedeutung von zu eng geschnittener Kleidung bewußt sein. Obwohl Sie nicht stehen, erzeugen Sie in Ihren Beinen einen ständigen Venenüberdruck, mit der Gefahr einer sich im Laufe der Zeit ausbildenden Varikose.

Behinderung der Zwerchfellatmung

Eine Einengung in der Taille führt zur Behinderung der Zwerchfellatmung und damit zu einer weiteren Behinderung des venösen Blutstroms.

Schuhe sind ungünstig, wenn die Wadenmuskulatur – bedingt durch die Höhe des Absatzes – „ausgeschaltet" wird. Ein Muskel kann nur dann richtig arbeiten, wenn er sich zusammenziehen kann. Der Wadenmuskel ist bei einem sehr hohen Absatz allerdings schon so weit zusammengezogen (Ansatz und Ursprung des Muskels haben sich maximal genähert), daß ein weiteres Zusammenziehen nicht mehr möglich ist. Die Venen-Muskelpumpe ist dann "ausgeschaltet".

Die Venen sind auf eine funktionierende Muskelpumpe angewiesen

Die Venen sind aber unbedingt auf eine funktionierende Muskelpumpe angewiesen. Sie haben bereits über die Bedeutung der Muskelpumpen für den venösen Rückstrom gelesen. Die wichtigste Muskelpumpe des menschlichen Körpers ist die Wadenmuskelpumpe. Ohne diese ist ein ausreichender venöser Rückstrom nur erschwert möglich. Der Druck in den Venen steigt übermäßig an, und die Ausbildung eines Krampfaderleidens ist zu erwarten.

Nachteil hochhackiger Schuhe

Die Trägerin hochhackiger Schuhe läuft "ohne" Wadenmuskulatur. Dies mag für den ungeschulten Blick elegant aussehen – für die Gesundheit der Venen sind die Folgen verheerend. Also bedenken Sie bitte: Die so modisch und schick aussehenden Schuhe kosten Ihre Gesundheit – „scheibchenweise", Stück für Stück.

Ich bin nun kein ultimativer Verfechter der „Gesundheitssandalen“, obwohl diese im Grunde das richtige Schuhwerk wären, ich möchte Sie vielmehr ein wenig sensibilisieren für den Unsinn, den uns die Modeindustrie mit immer neuen, immer unmöglicheren Schuhmodellen verkaufen will.

Der Absatz soll möglichst flach sein

Denken Sie daran: Der Absatz soll möglichst flach sein. Die Wadenmuskulatur muß noch mitarbeiten können, Sie müssen noch in der Lage sein, mit der Wadenmuskulatur zu laufen.

Ursache für Krampfadern

Enge Strümpfe, Hosen oder Röcke, enge Stiefel sowie Schuhe und Stiefel mit hohen Absätzen lassen Krampfadern entstehen.

Was können Sie tun?

Barfuß laufen

Am besten natürlich die Kleidung umstellen. Wenn dies nicht möglich ist: Sooft es geht barfuß laufen oder entsprechende Venengymnastik betreiben (siehe dort).

Der richtige Schuh am Arbeitsplatz

Schuhe sind im Berufsleben ein wichtiger Faktor, der leider nicht ausreichend berücksichtigt wird. Der durchschnittliche Mensch in den Industrieländern trägt im Laufe seines Lebens etwa 100 Paar Schuhe, läuft ca. 3- bis 4mal um die Welt (einmal um die Welt sind 40.000 km!).

Unsere Schuhe müssen während des Tags das gesamte Körpergewicht tragen, dabei aber so beschaffen sein, daß die Waden- und Sprunggelenkpumpen richtig arbeiten können, und gleichzeitig auch noch modisch und bequem sein.

Fazit:

Für die Gesundheit der Füße und Venen müssen es schon ganz besondere Schuhe sein. Beim Schuhkauf ist es meist schwierig, die „richtigen“ zu finden.

Wer ein Auto, eine neue Küche oder gar ein Haus kauft, macht sich eine Checkliste, auf der alle wesentlichen Anforderungen und Vorstellungen vermerkt sind. Doch Hand aufs Herz: Wer macht sich diese Mühe beim Schuhkauf? Ich habe eine kleine Liste zusammengestellt, die Ihnen den Schuhkauf erleichtern soll. Denn nur sorgfältig ausgesuchte Schuhe schonen Ihre Beine, die Gelenke, Ihre Venen und erhalten damit letztendlich Ihre Gesundheit bis ins hohe Alter.

Der richtige Schuh muß passen

Der richtige Schuh muß passen, doch kann sich auch beim

Erwachsenen im Laufe des Lebens der Fuß verändern. Manche Hersteller verkaufen Schuhe mit unterschiedlichen Weiten.

Stellen Sie Ihren Fuß auf ein Stück Pappe, und umfahren Sie mit einem Bleistift die Fußkonturen, schneiden Sie anschließend die markierte Pappe aus und legen diese in Ihren Wunschschuh. Nur wenn die Pappe glatt und ohne sich zu verwerfen in den neuen Schuh gelangt, paßt dieser richtig.

Probieren Sie neue Schuhe am späten Nachmittag an

Wenn Sie die Schuhe am Abend oder am später Nachmittag anprobieren, können Sie sicher sein, daß Sie keine zu engen Schuhe kaufen. Denn im Verlauf des Tages schwillt der Fuß immer ein wenig an. Die Ursache ist meist eine (noch) leichte Venenschwäche.

Kaufen Sie einen Schuh, den Sie schnüren können

Kaufen Sie sich am besten einen Schuh, den Sie konventionell schnüren können. Sie können so die unterschiedliche Volumenzunahme (Anschwellen auch des gesunden Fußes im Laufe des Tages) besser regulieren.

Die Zehen brauchen Platz

Die Fußzehen brauchen Platz. Können sich die Zehen nicht ausreichend bewegen, wird der Fuß in seiner Gesamtheit blokkiert, die Bewegungsabläufe werden behindert, und schließlich wird auch der venöse Rückfluß gehemmt.

Legen Sie eine Streichholzschachtel direkt vor den nackten linken Fuß auf den Boden. Nun machen Sie mit dem rechten Fuß einen Schritt nach vorne, damit der linke Fuß abrollen muß. Die Streichholzschachtel wird um die Strecke verschoben, die die Zehen auch im Schuh zum Abrollen benötigen.

Der Schuh soll dem Fuß Halt geben

Der Schuh soll dem Fuß immer Halt geben, besonders wichtig ist dies bei einem Schuh für Stehberufe. Eine kräftige Kappe im Bereich der Ferse bietet Halt, ohne den Fuß einzuengen und abzuschnüren.

Niedrige Absätze

Beim Absatz gilt: möglichst niedrig. Denken Sie an die Funktion der Muskelpumpe, die für den venösen Rückfluß so wichtig ist und durch einen zu hohen Absatz behindert wird.

Zu hohe Absätze verursachen auch eine insgesamt schlechte Körperhaltung, verändern die Statik, mit dem Ergebnis einer zu hohen Druckbelastung im Bereich des Vorderfußes.

Bewährt hat sich eine Absatzhöhe zwischen 2 und 4 cm.

Die Sohle soll weich sein

Bei der Sohle achten Sie darauf, daß sie weich und in sich gut beweglich ist, damit Sie den Fuß richtig abrollen können. Ungünstig sind Ledersohlen, weil sie die Stöße, die beim Gehen auftreten, ungedämpft an die Wirbelsäule weitergeben. Viele Böden können eine regelrechte Tortur für Gelenke, Wirbelsäule und Krampfadern sein! Auch muß die Sohle griffsicher (gleitsicher) sein.

Leder ist das beste Obermaterial

Leder hat sich als immer noch das beste Obermaterial bewährt und ist auch durch synthetische Materialien keinesfalls zu ersetzen. In Lederschuhen können die Füße „atmen" und damit den körpereigenen Stoffaustausch unterstützen. Bedenken Sie: Die Füße besitzen die meisten Schweißdrüsen des Körpers. Und das Schwitzen ist eine Form der Ausscheidung, der Entgiftung und darf daher auf keinen Fall unterdrückt werden!

Ernährungsfehler

Im wesentlichen gelten die Ratschläge für eine gesunde Ernährung, die Sie bereits bei Arteriosklerose kennengelernt haben, auch für die Venenerkrankungen (s. Seiten 43, 49).
In diesem Zusammenhang möchte ich noch einmal an die Bedeutung der Übersäuerung (s. Seite 51) erinnern. Überwiegen die Säurebildner in der Nahrung, so verlangsamt sich der Stoffwechsel, und Gewebeanteile des Körpers werden schlechter mit Nährstoffen und Sauerstoff versorgt.

Auf tierisches Eiweiß verzichten

Ernähren Sie sich vollwertig

Verzichten Sie soweit es geht auf tierisches Eiweiß (starke Säurebildner), ernähren Sie sich vollwertig. Das heißt: Die Nahrung soll so beschaffen sein, daß Sie möglichst viele Nahrungsbestandteile im naturbelassenen Zustand essen, also nicht industriell aufbereitet, ohne Zusatz von Farbstoffen, Konservierungsmitteln.

Rohkost

Pellkartoffeln

Essen Sie möglichst frischen Salat, Gemüse und Obst. Auch Kartoffeln sind sehr zu empfehlen, besonders Pellkartoffeln, die mit Schale gekocht werden und dadurch weniger Vitamine und Nährstoffe verlieren. Außerdem ist gerade die Pellkartoffel stark basisch und hilft so dem Körper, sich der Säuren zu entledigen.

Welche Folgen hat unsere ungesunde Zivilisationskost für das Krampfaderleiden?

Ballaststoffe

Unsere Nahrung ist normalerweise ballaststoffarm. Ballaststoffe sind Nahrungsteile, die vom Darm nicht in ihre Bestandteile zerlegt werden können und daher den Darm füllen, reinigen und nebenbei noch die Darmmuskulatur kräftigen.

Die ballaststoffarme Nahrung hat diese positiven Eigenschaften nicht: Der Dickdarm wird nicht genügend gereizt, beginnt zu erschlaffen, große Mengen Stuhl führen schließlich zu einer Verstopfung und zu einem Absinken des Dickdarms in Richtung kleinem Becken und der dortigen großen Venen.

Der abgesunkene Dickdarm drückt auf die Venen

Die Folge: Der abgesunkene Dickdarm drückt auf die Venen und erzeugt so einen Rückstau in die Beine.

Hinzu kommt: Der Patient muß die sog. Bauchpresse stark anstrengen, um den verstopften Stuhl austreiben zu können. Dieser übermäßige Druck bewirkt eine weitere Kompression der unteren Hohlvene und damit eine weitere Rückstaugefahr.

Was können Sie tun?

Ernährungsumstellung

Sinnvoll ist die Umstellung der Ernährung auf eine ballaststoffreiche ausgewogene Vollwertkost.

Viel trinken

Außerdem sollten Sie reichlich Flüssigkeit (gutes Wasser, z. B. Volvic) trinken. Denn nur wenn ausreichend Flüssigkeit vorhanden ist, kann der Darm richtig arbeiten. Bewegung ist ebenfalls wichtig für eine ausgewogene Verdauung.

Schwangerschaft

Progesteron

Während einer Schwangerschaft wirkt das Hormon *Progesteron* (das physiologische Gelbkörperhormon, gebildet vorwiegend im Gelbkörper und der Plazenta) auf das Körpergewebe der Frau ein. Es bewirkt unter anderem eine Auflockerung des Körpergewebes zur Vorbereitung auf die Geburt. Dabei wird aber auch das Venengewebe gelockert.

Die Antibabypille begünstigt Krampfadern

Übrigens: Die Antibabypille hat einen ähnlichen Effekt und begünstigt daher bei Frauen die Ausbildung von Krampfadern.

Ein weiterer ungünstiger Faktor ist das Gewicht des Kindes, das ebenfalls den Rückfluß des Blutes behindert.

Rechtzeitige Kompressionsbestrumpfung

Bei einer entsprechenden Vorbelastung rate ich zu einer rechtzeitigen Kompressionsbestrumpfung (s. Seite 114), möglichst schon in einem frühen Stadium der Schwangerschaft: außerdem zu rechtzeitiger Venengymnastik und den Methoden der physikalischen Therapie.

Der ältere Mensch und Krampfadern

Krankheiten können Alterungsschübe auslösen

Altern ist ein Vorgang, der sofort nach der Geburt einsetzt. Manche Forscher glauben sogar, daß schon der Embryo im Mutterleib „altert". Das Altern des Gesamtorganismus und seiner Organe vollzieht sich als ein stetiger Prozeß proportional zu der verstreichenden Lebenszeit, wodurch Krankheiten *Alterungsschübe*, also eine wesentliche Beschleunigung der normalen Alterungsvorgänge, auslösen können. Mit fortschreitendem Alter wird der Körper anfälliger gegenüber den Umwelteinflüssen. Daher nehmen im Alter nicht nur die Krankheiten zu, sondern die Dauer der notwendigen Erholungsphase wird immer länger. Die Schädigung der Blutgefäße kann beim alten Menschen vielfältig sein. (siehe die entsprechenden Abschnitte)

Planen Sie eine Flugreise?

Auf einem Internistenkongreß in Wiesbaden berichteten Mediziner kürzlich über die Probleme und Gefahren für Flugpassagiere. Besonders das lange Sitzen auf engen Plätzen kann manche Fluggäste geradezu in Lebensgefahr bringen: das „Economy-class-Syndrom".

Langsamerer Rückfluß des Bluts beim Sitzen in Flugzeugen

Durch die Bewegungsarmut und den Druck der Flugzeugsitze auf die Waden in der Economy class kommt es zum langsameren Rückfluß des Bluts zum Herzen. Als Folge können sich die oben besprochenen Blutgerinnsel in den Bein- und Beckenvenen bilden (Thrombose) und sogar ein Gefäß verschließen (Embolie). Im schlimmsten Fall löst sich ein Blutgerinnsel, kann in die Lunge gelangen und dort die gefürchtete Lungenembolie auslösen.

Manchmal ereignet sich dieses Ereignis erst bis zu 2 Wochen nach dem Flug und wird dann meist durch körperliche Anstrengung ausgelöst. Die internationale Gesellschaft für den Flugverkehr IATA registrierte zwischen 1977 und 1984 weltweit über 1000 Todesfälle während oder als direkte Folge

18 % der Todesfälle in Flugzeugen sind auf Lungenembolien zurückzuführen

von langen Flugreisen. Immerhin 18 % der Todesfälle während der Flüge sind auf Lungenembolien zurückzuführen. Gefährdet sind vor allem die typischen Risikogruppen, also auch hier wieder Patienten mit Übergewicht, mit einer Venenerkrankung und Herzschwäche (Herzinsuffizienz).
Frauen sind besonders thrombosegefährdet, wenn sie rauchen und die „Pille" einnehmen!

Was können Sie auf langen Flugreisen zur Vorbeugung tun?

- Verzichten Sie auf gefäßerweiternde Drogen, also Nikotin und Alkohol!
- Gehen Sie mindestens 1 x pro Stunde im Flugzeug umher, versuchen Sie, ein wenig Venengymnastik zu machen (siehe dort).
- Trinken Sie ausreichende Mengen an Flüssigkeit; denn die geringe Luftfeuchtigkeit in der Flugzeugkabine (lediglich 8–10 %, normal sind 60–80 %) führt sehr schnell zu einem Flüssigkeitsdefizit im Organismus. Dieser Flüssigkeitsmangel kann die Blutgerinnselbildung fördern.

Wer sollte wegen der ständigen Gefahr einer Venenthrombose auf das Fliegen verzichten?

Absolute Fluguntauglichkeit

Nach Ansicht von verschiedenen Experten besteht bei einer extremen Hypertonie (Blutdruckwerte diastolisch über 120 mm Hg, z. B. 180/125 mm Hg), einer ausgeprägten Herzschwäche und schweren Erkrankungen der Herzkranzgefäße absolute Fluguntauglichkeit.

Patienten mit Herzschrittmacher dürfen fliegen

Patienten mit einem Herzschrittmacher und Schwangere bis zur 36. Woche dürfen, sofern keine Risikoschwangerschaft besteht, fliegen.

Gefahren eines langjährigen Krampfaderleidens

Die Krampfaderblutung

Falsche Reaktionen

Die Krampfaderblutung ist deshalb so gefährlich, weil die Betroffenen bzw. die Helfer falsch reagieren. Die meisten Menschen haben einen Erste-Hilfe-Kurs absolviert und dort gelernt, wie eine Blutung aus einer Schlagader (einer Arterie) gestillt werden kann. Eine Blutung aus einer kleinen bis mittleren Arterie läßt sich in der Regel über Abbinden und/ oder einen Druckverband zum Stillstand bringen.

Abbinden ist falsch!

Abbinden bei einer Krampfaderblutung ist aber *falsch*!
Sie haben gelesen, daß die Venen Blut zum Herzen transportieren. Nehmen wir einmal an, im Bereich der Wade wurde eine Vene verletzt. Das Blut, das aus dieser Wunde austritt, wird aus verschiedenen Quellen „gespeist“:

- Es handelt sich um venöses Blut, das vom Herzen durch den Restblutdruck aus der Wunde herausgetrieben wird.
- Es handelt sich um Blut, das über die defekten Venenklappen – von der Schwerkraft „getrieben“ – in die falsche Richtung zurückfließt.

Was ist zu tun?

Sofort hinlegen

Sie müssen sich bei einer Krampfaderblutung sofort hinlegen; damit verringern Sie den Rückstrom von Blut über die defekten Venenklappen. (Die Schwerkraft wird ausgeschaltet.)
Als Nächstes: Das Bein leicht hochlagern und einen einfachen Wundverband mit einer möglichst sterilen Wundauflage anlegen.
Wenn Sie diese Maßnahmen beherzigen, steht in allen Fällen die Blutung zuverlässig.

Den Arzt benachrichtigen

Der nächste Schritt: Den Arzt benachrichtigen; er wird veranlassen, daß der Patient im Liegen (!) in das nächstgelegene Krankenhaus zur optimalen Wundversorgung transportiert wird!

Das „offene Bein“

Viele Menschen leiden unter schlecht heilenden Wunden im Bereich der Unterschenkel und der Knöchel, die man in der Umgangssprache *offenes Bein* nennt. Der medizinische Fachausdruck lautet *Ulcus cruris*, übersetzt heißt dies *Unterschenkelgeschwür*. Das „offene Bein“ ist keine eigenständige Krankheit, sondern die Folge einer chronischen, über viele Jahre andauernden Erkrankung.

Ulcus cruris

Ursachen

Zuckerkrankheit und Durchblutungsstörungen (weit fortgeschrittene Arteriosklerose) führen neben Venenleiden auf unterschiedlichen Wegen zu einer Verschlechterung der Durchblutung in der Haut und dem darunterliegenden Gewebe. Gleichzeitig werden belastende Stoffwechselprodukte nicht mehr ausreichend abgebaut. Die Zellen der Haut werden also nicht nur schlecht genährt, sondern auch durch giftige Abfallprodukte zusätzlich belastet. Eine gewisse Zeit kann die Haut diese Belastungen aushalten, ist aber sehr leicht verletzbar und infektionsgefährdet.

Eine kleine Verletzung reicht bereits aus, um ein "offenes Bein" entstehen zu lassen. Denn die Haut wird schlecht ernährt und kann sich daher nur mühsam regenerieren; hinzu kommen Bakterien, die eine chronische Entzündung unterhalten.

Was ist zu tun?

Kompressionsverband

Manchmal ist ein Kompressionsverband das Mittel des Wahl, doch kann dies nur Ihr Behandler entscheiden. Denn es gibt "offene Beine", die *nicht* auf diese Weise behandelt werden dürfen, nämlich dann, wenn die Ursache nicht in den Venen, sondern in den Arterien zu suchen ist (s. Seite 111).

Hinzu kommt: Die in der Volksmedizin weitverbreitete Ansicht, daß durch Schließen eines solchen Ventils – wie das „offene Bein“ eines ist – eine „innere“ Krankheit ausbrechen könnte, ist nicht von der Hand zu weisen.

Wir sollten die Krankheit (hier das „offene Bein“) nicht immer nur mechanisch im Sinne einer Venenschwäche sehen, sondern auch einmal als den Versuch des Körpers, „etwas loszuwerden“ (Gifte, Stoffwechselschlacken usw.).

Das „offene Bein“ gehört daher am besten in die Hände eines

Das "offene Bein" muß ganzheitlich behandelt werden

naturheilkundlich tätigen Behandlers; es muß ganzheitlich behandelt werden. Dazu gehört eine intensive Ausleitungs- und Entgiftungstherapie. Besonderer Wert muß auf die Leistung der Leber und der Nieren gelegt werden. Eine Symbioselenkung des Darms ist anzustreben. Also eine Behandlung, die nicht nur versucht, die Symptome zu kurieren, sondern sich bemüht, auch die Ursache(n) zu erfassen. Für die Selbstbehandlung ist das „offene Bein" nicht (!) geeignet.

Keine Selbstbehandlung!

Und bedenken Sie: Pulver und Salben nutzen nicht viel, bergen aber häufig die Gefahr, allergieauslösend zu sein.

Selbstbehandlung und Vorbeugung von Venenleiden

Die Venenschule

Bei einer rechtzeitigen Diagnose und einer konsequenten Therapie können Venenprobleme im Anfangsstadium gut behandelt werden.

Mehrpunkteprogramm gegen Venenleiden

Aufbau des Programms

Das Programm ist so aufgebaut, daß zunächst Behandlungen, die Sie selbst durchführen können, besprochen werden; die Methoden, die der Heilpraktiker oder Arzt anwendet, werden dagegen am Schluß erläutert.

Die Idee, eine „Venenschule" zusammenzustellen, ergab sich aus der täglichen Praxis: Ich erlebe immer wieder, daß Patienten genau wissen wollen, was denn nun zu tun sei. Mit globalen Tips und Hinweisen ist da nicht viel zu erreichen.

Ziel der Therapie

Ziel der Therapie ist es, den venösen Überdruck in den Beinen zu verringern und die Venenklappenschwäche zu lindern.

Punkt 1: Risikofaktoren

Prüfen Sie kritisch Ihre Risikofaktoren, hier noch einmal im Überblick:

Berufliche Situation

- Berufliche Situation: Durch langes Stehen und häufiges Sitzen(!) staut sich das Blut in den Venen. Die Gefäßwände werden überdehnt, so daß sich die Venenklappen nicht mehr richtig schließen können.

Ernährung

- Ernährung: Kalorienreiche und ballaststoffarme Ernährung führen leicht zur Verstopfung, die Folge ist eine Behinderung der Blutzirkulation im Beckenraum mit Rückstau bis in die Beine.

Übergewicht

- Übergewicht.

Bewegungsmangel

- Bewegungungsmangel: Die Beinmuskeln müssen trainiert werden, also häufig spazierengehen, wandern, radfahren(!). Auch Schwimmen ist sehr gut. Die Wassertemperatur sollte aber möglichst kühl gewählt werden. Durch Wärme erweitern sich die Gefäße!

Vererbung

- Ererbte Belastungen: Bedenken Sie, daß die Behauptung „die habe ich von meiner Mutter geerbt" kritisch beurteilt werden muß. Aber: Wenn in Ihrer Familie verstärkt Krampfadern auftreten, dann müssen Sie natürlich ganz besonders vorsichtig mit Ihren Venen umgehen.

Rauchen

- Zigaretten rauchen und/oder Antibabypille (stark thrombosegefährdet).

Punkt 2: Basisbehandlung, physikalische Therapien

- Beine hochlagern,
- Kompressionstherapien (Beine wickeln),
- Kneippgüsse,
- Wechselfußbäder,
- Heilerden,
- gezielte Venengymnastik.

Punkt 3: unterstützende Therapien

- Atemtherapie,
- Schwimmen,
- Wandern,
- Wandern,
- Spazierengehen,
- Skilanglauf (*nicht* alpin!)
- manuelle Lymphdrainage.

Punkt 4: Behandlung mit Medikamenen

Ihr Therapeut wird die Behandlung meist mit einer medikamentösen Therapie abrunden.

- Homöopathie
- Heilstoffe aus dem Pflanzenreich (Phytotherapie); siehe auch „Die wichtigsten pflanzlichen Gefäßmittel",
- Fertigarzneimittel mit pflanzlichen Wirkstoffen,
- Schüßlers Biochemie,
- Magnesium,
- Sonderform: Behandlung mit Blutegeln (!).

Punkt 5: Die Operation von Krampfadern

In Deutschland wird zu viel operiert

In Deutschland werden relativ viele Operationen an Krampfadern durchgeführt, auch die Verödung von Krampfadern, die definitionsgemäß keine Operation ist, erfreut sich steigender Beliebtheit.

Die Ursache der Krampfadern wird nicht beseitigt

Ich werde später noch auf die unterschiedlichen Methoden näher eingehen. Allerdings bin ich kein Befürworter dieser Methoden, die wirklich nur die letzte Hilfe sein können und nach meinem Verständnis erst dann angewendet werden dürfen, wenn alle anderen Versuche gescheitert sind. Denn die Ursache für die Entstehung der Krampfadern wird auf keinen Fall beseitigt! Es werden lediglich Symptome, nämlich die erweiterte Vene, die durch häufige Entzündungen Schwierigkeiten bereitet, entfernt – und sonst nichts!

Die Punkte im einzelnen

Die Basisbehandlung „Beine hochlagern"

Einfachste Form venenfreundlichen Verhaltens

Die Hochlagerung der Beine ist sicher die einfachste Form des venenfreundlichen Verhaltens. Allerdings muß auch hier einiges beachtet werden:

- Die Beine nicht höher als den Kopf lagern,
- im Hüft- und Kniegelenk leicht anbeugen.

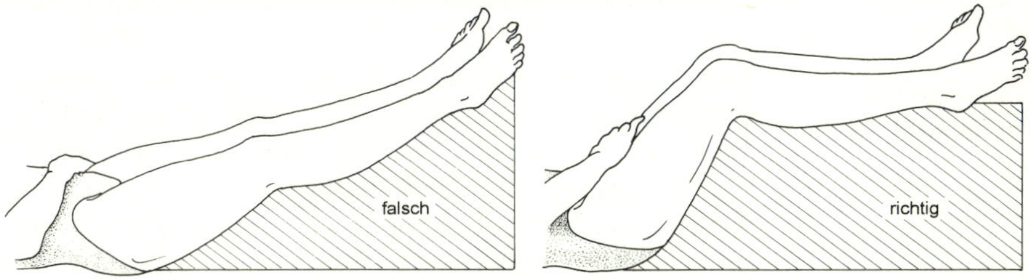

falsch richtig

Die Beinlagerung

Kompressionstherapie

Diese Behandlung darf nicht immer vorgenommen werden

Es gibt Fälle, in denen die Kompressionsbehandlung nicht eingesetzt werden darf, zum Beispiel bei einer gleichzeitig bestehenden arteriellen Durchblutungsstörung in einem fortgeschrittenen Stadium. Durch die Kompression des Beins könnten die kleinen, noch durchgängigen Blutadern abgedrückt werden. Fragen Sie Ihren Therapeuten!

Starker Druck auf das Gewebe der Beine

Die Bandage bzw. der Kompressionsstrumpf übt einen starken Druck auf das Gewebe der Beine aus, der die Situation in den Venen- und Lymphgefäßen verändert. Durch die Kompression werden die Venen zusammengedrückt, und die Klappen können wieder ihre ursprüngliche Funktion erfüllen (s. Abb. Seite 81). Gleichzeitig wird ein zu hoher Flüssigkeitseinstrom in das Zwischenzellgewebe verhindert, der der Hauptgrund für die geschwollenen Beine ist.

Bei einer Kompressionsbehandlung (Bandage oder Strumpf) wird zwischen einem Ruhe- und einem Arbeitsdruck unterschieden.

Ruhedruck

Arbeitsdruck

Der *Ruhedruck* ergibt sich bei erschlaffter Muskulatur allein durch die mechanische Druckbelastung des Gewebes. Der *Arbeitsdruck* ist der Druck, der über den Muskel auf die sich „widersetzende“ Bandage ausgeübt wird.

Bandagen und Strümpfe (die sog. „Gummistrümpfe")

Unterschiedliche Herstellungsverfahren

Beide „Systeme" werden nach unterschiedlichen Verfahren hergestellt. Kompressionsstrümpfe werden gestrickt, Kompressionsbinden gewebt. Die Widerstandsfähigkeit gegenüber Waschen und der täglichen Belastung ist vor allem durch die Wahl des Materials bestimmt. Im allgemeinen werden Fasern aus Baumwolle, Polyamid und Polyurethan benutzt. Neben der Art des Fasermaterials wird die Widerstandsfähigkeit einer Bandage/Strumpfes auch durch die Anzahl der Fasern pro cm^2 bestimmt.

Anlage einer Kompressionsbandage

Der Therapeut legt die Kompressionsbandage meist anders an, als dies im häuslichen Bereich möglich ist. Dennoch möchte ich Ihnen zuerst die Profitechnik beschreiben.

Profitechnik

Das Bein soll so gewickelt werden, daß zuerst alle Knochenerhebungen, also der Knöchelbereich und das Kniegelenk, ein wenig abgepolstert werden, damit der Verband an diesen Stellen später nicht drückt.
Bei einem „offenen Bein" ist es meist sinnvoll, ein entsprechendes Medikament mit „einzubauen". Fragen Sie Ihren Therapeuten. Bewährt haben sich Arnika Kneipp®-Salbe und Hamadest®-Konzentrat.
Sorgfältiges Arbeiten ist gerade beim Kompressionsverband unerläßlich für den Erfolg. Die Wickeltechnik entnehmen Sie bitte der Zeichnung auf Seite 113.

Kurzzugbinden

Welche Binden nimmt man?
Die besten Erfahrungen habe ich mit Kurzzugbinden (Beiersdorf oder Lohmann) gemacht; zu beziehen über Ihre Apotheke.

Wann soll gewickelt werden?

Bei den ersten Anzeichen einer Venenschwäche wickeln

Am besten schon bei den ersten Anzeichen einer Venenschwäche, auch wenn es noch so schwerfällt. Sie müssen Ihre Beine sofort nach dem Aufstehen wickeln. Die Binden bzw. Strümpfe müssen den ganzen Tag über getragen werden – sonst nützen sie nichts. Abends, wenn Sie die Beine hochlegen, oder im Bett können die Binden entfernt werden.

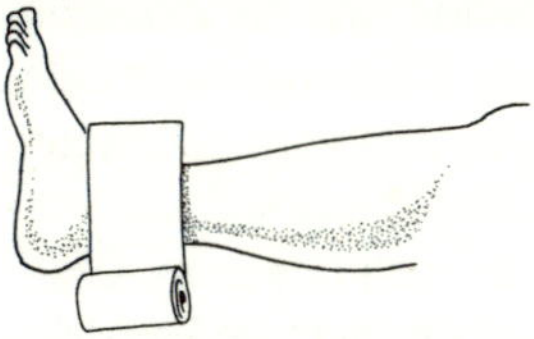

1. Der Verband beginnt am Fußgelenk, mit der ersten Bindentour von innen nach außen.

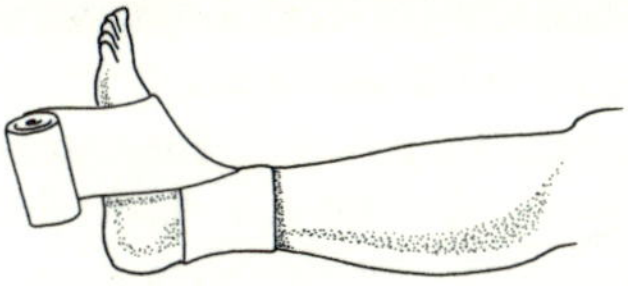

2. Die zweite Bindentour führt um den Mittelfuß, unter dem Fußgewölbe her...

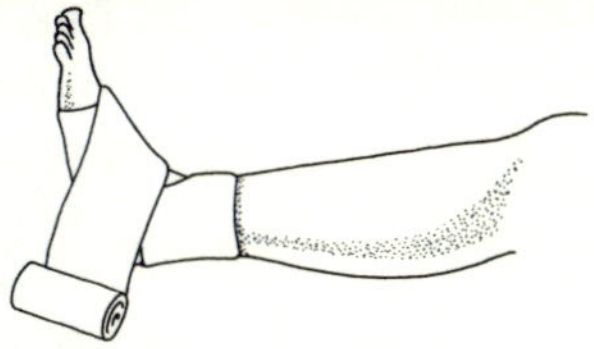

3. ...und über den Rist um die Ferse...

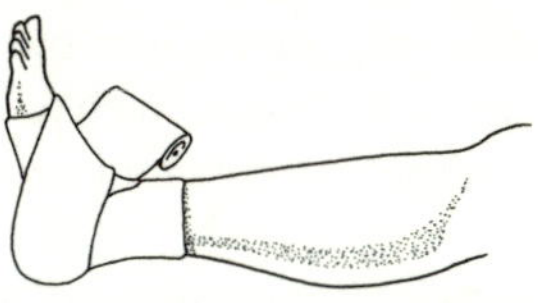

4. ...zum Vorfuß.

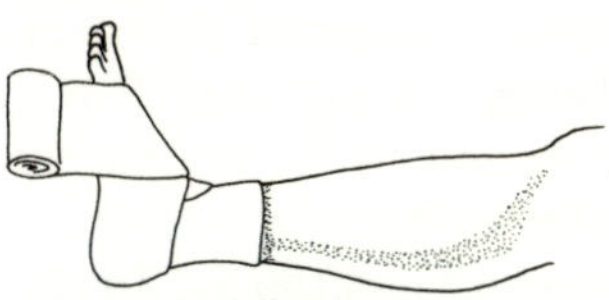

5. Die nächste Bindentour verläuft über den Rist an den Zehengrundgelenken entlang...

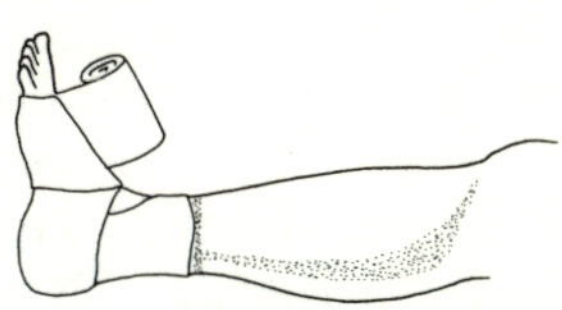

6. ...unter den Fuß.

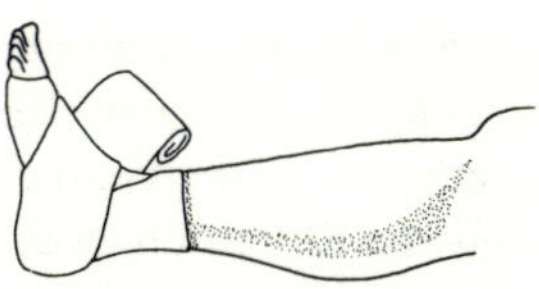

7. Die folgende Bindentour verläuft wieder um die Ferse.

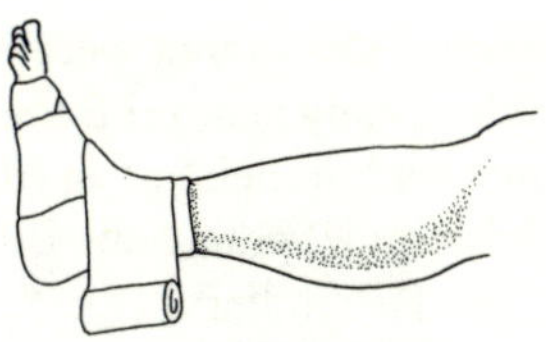

8. Nach einer weiteren Tour um Mittelfuß und Fußgewölbe verläuft die Binde um das Fußgelenk.

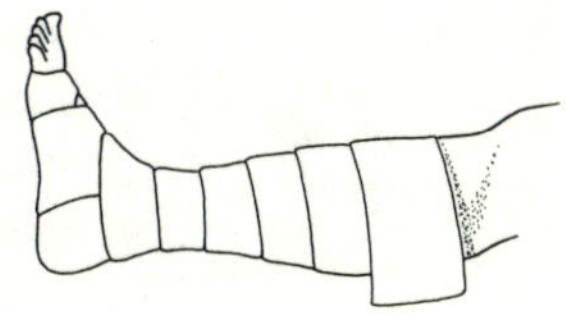

9. Nun wird mit halber Deckung der Bindentouren, spiralförmig oder in Achtertouren, bis zum Knie gewickelt. Der Verband endet zwei Fingerbreit unter der Kniekehle mit einer zirkulären Tour.

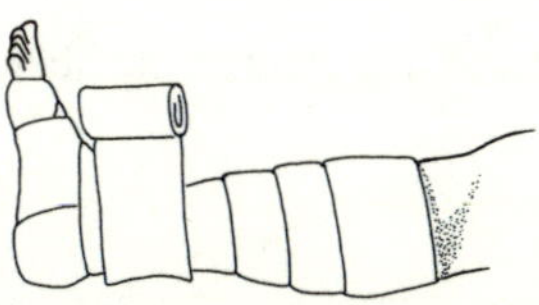

10. Die zweite Binde wird über die erste gewickelt - in gleicher Technik, allerdings in gegenläufiger Richtung. Sie beginnt entweder am Fußgelenk...

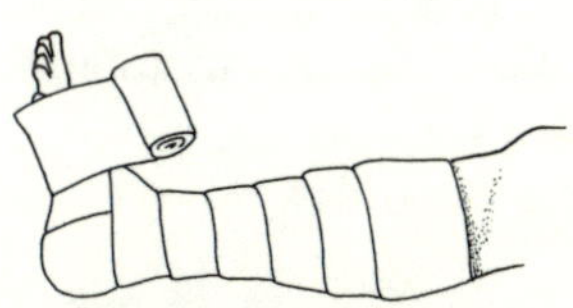

11. ...oder an den Zehengrundgelenken (s. Doppelbindenverband-Beginn am Zehengrundgelenk).

Zinkleimverbände

Eine Variante der Kompressionsverbände sind die *Zinkleimverbände*, mit denen sich sehr effektive Dauerverbände anlegen lassen. Sie bestehen aus einem mit Zinkleim getränkten Mullgewebe und können direkt auf die Haut gewickelt werden. Zinkleim enthält neben Zinkoxid noch Glyzerin, Gelatine und Wasser; Zink hat eine desinfizierende und adstringierende (Körpergewebe zusammenziehende) Wirkung.

Nachteil

Der fertige Verband wird mit einem Schlauchverband überzogen und so vor Beschädigung geschützt. Ein Nachteil der Zinkleimverbände ist ihre fehlende Elastizität. Das Anlegen der starren Binden ist daher sehr schwierig und sollte nur vom Therapeuten durchgeführt werden; sie müssen nach jeder Tour (einmal um das Bein herum) abgeschnitten und neu angesetzt werden.

Halbstarre Verbände

Nach dem Abtrocknen der Zinkleimverbände entstehen *halbstarre Verbände* mit sehr hohem Arbeitsdruck (s. o.), die damit die Wadenmuskelpumpe unterstützen.

Kompressionsstrümpfe

Meist nach Maß gearbeitet

Seit mehr als 150 Jahren werden komprimierende Strümpfe in der Behandlung venöser Beinerkrankungen eingesetzt. Die Strümpfe werden meist nach Maß gearbeitet. Das Maßnehmen erfordert viel praktische Erfahrung und Einfühlungsvermögen des Behandlers. Der Strumpf kann nur dann seine Wirkung entfallten, wenn er in bester Paßgenauigkeit an das Bein gelangt.

Die Beine müssen ödemfrei sein

Wichtig: Die Beine des Patienten müssen vor dem Abmessen ödemfrei sein. Idealerweise erfolgt die Messung am frühen Morgen oder nach einer manuellen Lymphdrainage.
Auch die Kompressionsstrümpfe müssen den ganzen Tag über getragen werden.

Anwendungen nach Pfarrer Kneipp

Gehört zu den ältesten Heilverfahren

Die Wassertherapie gehört mit zu den ältesten Heilverfahren, die die Medizin kennt. Über viele Jahre war sie in Vergessenheit geraten, bis Pfarrer Sebastian Kneipp im 19. Jahrhundert die Wassertherapie zu einem genau dosierbaren Behandlungssystem ausbaute. Heute ist die Wasserheilkunde auch von der Lehrmedizin anerkannt.

Für die Güsse wurde zu Kneipps Zeiten eine Gießkanne verwendet, mit der es möglich ist, so zu gießen, daß das Wasser ohne eine mechanische Irritation auf die Haut auftrifft (das Wasser läuft sanft und leicht aus der Gießkanne!). Heute nutzen wir einen Schlauch (Original Kneipp-Gußschlauch), oder Sie schrauben den Duschkopf vom Badewannenschlauch ab. Sie ereichen so einen fast drucklosen Wasserstrahl, der leicht auf dem Körper auftrifft, so daß das Wasser sich in Form einer „Wasserplatte" über die Haut ausbreitet.

Duschschlauch

Zu beachten ist, daß zwischen Schlauch und Körperoberfläche ein Abstand von etwa 15 cm eingehalten werden muß. Dadurch wird verhindert, daß der Wasserstrahl die Körperoberfläche zu sehr reizt. Wir nutzen nicht den mechanischen Reizeffekt, sondern lediglich die Kälte bzw. die Wärme des Wassers.

Abstand zwischen Schlauch und Körperoberfläche

Zur Überprüfung des richtigen Wasserdrucks halten Sie am besten den Schlauch aufrecht: Der Strahl soll nun etwa 4 Querfinger hoch heraussprudeln.

Während des Gusses halten Sie immer den Zeigefinger leicht im Wasserstrahl, so können Sie sofort Temperaturveränderungen feststellen.

Dauer

Die Dauer eines Gusses läßt sich nur sehr ungenau schematisch festlegen. Je nach der Ausdehnung des Gusses oder nach der Reaktionsfähigkeit des Menschen kann ein Guß 30 Sekunden oder auch 2 Minuten dauern.

Bis zu einer Hautreaktion gießen

Grundsätzlich gilt: Sie sollten bis zum Eintritt einer Hautreaktion gießen. Diese Reaktion zeigt sich in einer leichten Hautrötung!

Ausnahme

Ausnahme: Ältere und geschwächte Menschen dürfen den Guß nicht bis zum Eintritt einer Reaktion ausdehnen. Bei alten und geschwächten Menschen laufen manchmal die Reaktionen anders ab. Denn die Nervenbahnen (sog. nervöse Reflexbahnen) müssen sich erst nach und nach einspielen (diese Form der Anpassung ist bei alten und geschwächten Menschen nicht immer gegeben). Also lieber mit einem kurzen Guß beginnen und dann immer ein wenig länger.

Kälteempfindliche sollten lauwarm beginnen

Kälteempfindliche Leser sollten mit leicht temperierten Güssen (lauwarm) beginnen und erst nach einer gewissen Eingewöhnungszeit, also nach mehreren Einzelbehandlungen, zu den kalten Güssen überwechseln.

Wichtig: Es gibt Personen, die während oder nach kalten

Güssen ein unangenehmes Kältegefühl haben. Sie klagen über einen kneifenden oder stechenden Schmerz. Sicherheitshalber brechen Sie dann den Guß ab und beginnen am nächsten Tag noch einmal mit veränderten Temperaturen (wärmer!).

Hinweise

Weitere Hinweise:

- Niemals bei ausgekühltem Körper kalt gießen.
- Kalte Güsse nie in kalten Räumen oder etwa bei Zugluft durchführen.
- Vor einem kalten Guß müssen Hände und Füße warm sein. Im Zweifel vor dem Guß ein warmes Fuß- oder Armbad nehmen.
- Bei chronisch kalten Füßen sollten Sie einen Leitsatz von Kneipp befolgen: „Wenn kalt, dann nur kurz aber wirklich kalt.“
- Nie mit vollem Magen „gießen“.
- Während des Gusses tief und gleichmäßig weiteratmen; nicht die Luft anhalten.
- Nach einem Guß wird nur der Rumpf abgetrocknet. Durch den mechanischen Reiz des Abtrocknens käme es zu einer Überlagerung des Kaltwasserreizes.
- Nach dem Guß sollten Sie einen ausgedehnten Spaziergang unternehmen, dadurch wird die allgemeine Durchblutung verbessert.

Der kalte Knieguß

Wichtigste Kneipp-anwendung bei Krampfadern

Die wichtigste Kneippanwendung bei Krampfadern!
Sie benötigen eine Badewanne oder eine Duschwanne, die mit einer rutschsicheren Badematte ausgelegt sein müssen! Ein Kneipp-Schlauch wäre schön, aber ein normaler Duschschlauch geht zur Not auch. Den Brausekopf abschrauben! Denken Sie an Handgriffe im Badezimmer und im Bereich der Badewanne.

Wird anfangs als unangenehm empfunden

Trotz der recht kleinen Fläche, die „gegossen“ wird, gehört der Knieguß zu den anfänglich als unangenehm empfundenen Maßnahmen. Die Kälte wird am Knie intensiver und einschneidender bemerkt, als dies bei den „großen“ Güssen – die hier nicht besprochen werden können* – der Fall ist.

* Siehe dazu den Ratgeber „Heilen mit Wasser – Güsse, Bäder, Wickel, Packungen, Wärme und Kälte“ vom gleichen Autor, erschienen ebenfalls im Jopp-Verlag, ISBN 3-926955-47-3.

Sehr gute Behandlungsmöglichkeit bei venösen Durchblutungsstörungen

Der Knieguß ist eine sehr gute Behandlungsmöglichkeit bei venösen Durchblutungsstörungen. Denn die Kälte des Wassers übt einen Reiz auf das Beingewebe aus. Dieses zieht sich zusammen und ermöglicht es den Venenklappen, sich wieder ordnungsgemäß zu schließen.

Kontraktion der Gefäßmuskulatur

Über den Kaltreiz kommt es zu einer Kontraktion (Zusammenziehen) der Gefäßmuskulatur.

Da sich nach einer gewissen Zeit die Muskeln wieder lösen, der Kaltreiz aber noch einmal nachfolgt, wird über den kalten Guß die Gefäßmuskulatur trainiert. Der Körper wird zur Selbsthilfe angeregt.

Vorsicht bei arteriellen Durchblutungsstörungen

Vorsicht geboten ist allerdings bei schweren arteriellen Durchblutungsstörungen (Raucherbein u. ä.). Durch den kalten Guß ziehen sich auch die kleinen arteriellen Gefäße zusammen. Dadurch kann die Blutversorgung deutlich verschlechtert werden! Dann immer erst Rücksprache mit Ihrem Arzt oder Heilpraktiker.

Durchführung

Sie beginnen an dem Körperteil, der am weitesten vom Herz entfernt liegt. In diesem Fall ist es der kleine Zeh. Das ist deshalb so wichtig, weil wir so dem Herz- und Kreislaufsystem eine gewisse Zeit geben, um auf den Kaltreiz zu reagieren.

Also: rechtes Bein, kleiner Zeh. Von dort wird der Wasserstrahl über den Fußrücken zur Ferse geführt und den Unterschenkel hinten aufwärts, um dann etwa eine Handbreit über der Kniekehle zu pausieren (etwa 5 Sekunden). Dann wird der Schlauch an der Innenseite der Wade zurück zur Ferse geführt.

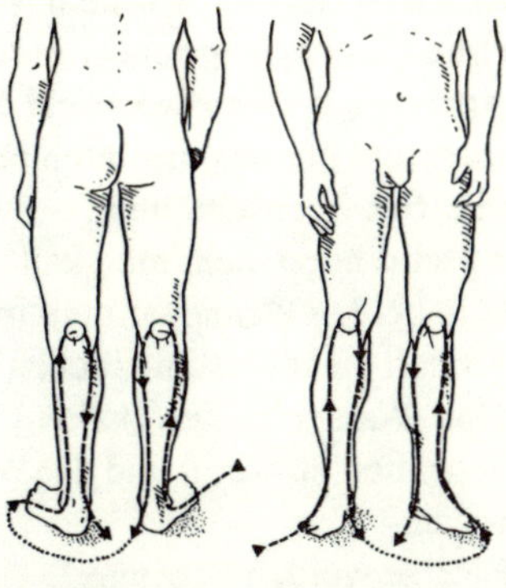

Knieguß

Jetzt erfolgt der Wechsel zum linken Bein. Wieder von den Zehen über den Fußrücken zur Ferse bis über die linke Kniekehle. Auch dort wieder für 5 Sekunden Pause und zurück zur Ferse.

Danach gießen Sie die Vorderseite:

Sie beginnen an der Innenkante des rechten Fußes und führen den Wasserstrahl langsam an der Vorderkante des Unterschenkels hoch bis etwa zur Oberkante der Kniescheibe. Die Kniescheibe wird einige Male umkreist, dann wird der Schlauch zurück an die Ferse geführt. Der Wasserstrahl darf nicht direkt über die Knochenkante des Schienbeins spülen, sondern soll mehr die Muskelpartien umfließen.

Das linke Bein behandeln Sie analog des rechten Beins.

Abschluß: Sie heben zuerst die rechte und dann die linke Fußsohle kurz an und begießen beide Fußsohlen kurz mit kaltem Wasser.

Das Wechselfußbad

Durchführung

Sie benötigen 2 Fußwannen (bekommen Sie im Fachhandel). Eine Wanne füllen Sie mit warmem Wasser, die andere wird mit kaltem Wasser gefüllt.

Sie können die Temperatur nach Ihrem Geschmack auswählen: *warm* sollte im Bereich 38–40 °C liegen, *kalt* beträgt etwa 25–28 °C.

Sie füllen so viel Wasser in beide Wannen, daß die Waden mit Wasser bedeckt sind (bis unter die Kniescheibe).

Dauer

Das Wechselfußbad dauert 10–20 Minuten.

Sie nehmen zuerst die mit warmem Wasser gefüllte Wanne und lassen Ihre Füße so lange darin, bis ein deutliches Wärmegefühl zu spüren ist. Dann wechseln Sie in die Wanne mit kaltem Wasser und bleiben mit Ihren Füßen für 15 Sekunden in der Wanne. Sie wechseln 3mal.

Mit warm beginnen, mit kalt enden

Mit „warm“ wird begonnen, mit „kalt“ geendet.

Das Wasser in beiden Wannen nimmt im Bereich dicht an der Haut sehr schnell die unterschiedlichen Temperaturen an. Das bedeutet: Das Wasser in der „kalten Wanne“ wird an den Beinen sehr schnell zu warm und das Wasser in der „warmen Wanne“ zu kalt.

Folge: Die Reize werden verringert.

Was ist dagegen zu tun?
Sie sollten die Beine in beiden Wannen immer ein wenig bewegen, so bleibt der Reiz erhalten, weil das Wasser in der Wanne ständig umgewälzt wird.

Was ist nach dem Bad zu beachten?
Nicht abtrocknen, die Füße nur kurz abstreifen, so erhalten Sie den abschließenden Kaltreiz.
Sorgen Sie anschließend für Bewegung (Spaziergang!).

Wassertreten

Gehört in Ihr Venenprogramm

Wassertreten sollten Sie auf alle Fälle in Ihr persönliches Venenprogramm miteinbauen.
Sie könnten natürlich in der eigenen Badewanne Wassertreten, aber besser ist es natürlich in der Natur!
Fragen Sie bei Ihrem Fremdenverkehrsverein nach, ob sich eine Wassertreteinrichtung in der Nähe befindet. Häufig gibt es solche Anlagen in der Nähe von Trimmanlagen, Grillplätzen oder Wanderparkplätzen. Schwieriger wird es in der Großstadt, aber manchmal verfügen moderne Badeanlagen ebenfalls über eine Wassertretanlage. Und wenn Sie dann doch keinen Erfolg haben sollten, dann können Sie immer noch den Versuch wagen, in der halbgefüllten Badewanne „Wasserzutreten".

Wie gehen Sie praktisch vor?
Die Anweisungen beziehen sich auf die grundsätzliche Technik des Wassertretens. Es bleibt Ihnen überlassen, Schrittfolge oder auch vorgeschlagene Technik zu verändern. Die Wirkung wird dadurch nicht geringer.
Haben Sie schon einmal einen Storch gesehen, beobachtet, wie dieser durch das Wasser schreitet? Genau so sollen Sie auch gehen, im Storchenschritt durch das kalte Wasser schreiten.

Im Storchschritt gehen

Die Füße sind etwa bis zur Hälfte der Wade mit Wasser bedeckt, Sie gehen langsam und gemächlich durch das Wasser, lassen Sie sich nicht hetzen. Wichtig bei diesen Übungen ist Ruhe und Gelassenheit.

Langsam gehen

Auch die Dauer der Anwendung ist von Mensch zu Mensch ganz verschieden. Eine Faustregel: Sobald die Haut sich rötet, ist die Anwendung abzubrechen und das Becken zu verlassen.

Wichtig!

Merke: Je *kälter* das Wasser, desto rascher und deutlicher ist die Reaktion des Körpers, je *wärmer* das Wasser, desto länger darf die Anwendung dauern.

!

> Grundsätzlich gilt beim Wassertreten: *Bei einem kneifenden Kälteschmerz ist das Wassertreten sofort zu beenden!*

Nach dem Wassertreten wird der Wasserfilm nur leicht abgestreift, wer es verträgt, zieht seine Strümpfe *nicht* an und läuft lediglich in den Sandalen weiter. Weniger abgehärtete Menschen ziehen die Strümpfe an und laufen zügig für die Dauer von etwa 30 Minuten.

Kontraindikationen

Das Wassertreten darf nicht angewendet werden:

- bei kalter Haut an Füßen oder Beinen,
- bei allgemeinem Kältegefühl oder gar Frieren,
- bei gereizten Beinnerven (Ischias!),
- bei Infekten oder sonstigen Krankheiten der Niere und Blase,
- während der Menstruation.

Hilfen mit Heilerden

Ausgezeichnete Hilfe bei allen Entzündungen

Bei allen entzündlichen Zuständen – nicht nur der Venen – hat sich die Heilerde ausgezeichnet bewährt.

Sie besorgen sich in der Apotheke, im Reformhaus oder in der Drogerie Heilerde (es gibt verschiedene Hersteller auf dem Markt) und rühren sich nach Anweisung eine *kalte*, salbenähnliche Masse an.

Durchführung

Die Heilerde tragen Sie auf einem Baumwolltuch auf und legen dieses auf die betroffenen Hautstellen. Die Packung nicht zu lange liegen lassen. Wenn Sie das Gefühl haben, die Heilerde beginnt warm zu werden oder ist bereits eingetrocknet, runter mit der Packung.

Als Faustregel gilt: maximal 30 Minuten, mehrmals die kalte Packung wechseln.

Die gezielte Venengymnastik

Wer venenkrank oder entsprechend gefährdet ist und dann auch noch nichts dagegen tut und abwartet, schadet sich selbst. „Mitmachen" muß daher das Motto lauten!

Das Gymnastikprogramm habe ich so zusammengestellt, daß jeder mitmachen kann. Im Zweifel fragen Sie aber Ihren Arzt oder Behandler!

Mindestens 3mal täglich

Das Gymnastikprogramm ist nicht zeitaufwendig und sollte mindestens 3mal täglich durchgeführt werden, möglichst in Verbindung mit den vorgestellten Kneippanwendungen, also Wassertreten, kalten Kniegüssen u. ä.

Am besten fangen Sie am Morgen schon an – das bringt den Kreislauf in Schwung. Haben Sie bereits Kompressionsstrümpfe oder Kompressionsbandagen verordnet bekommen, ziehen Sie den Strumpf bzw. legen Sie die Bandage an, bevor Sie mit der Gymnastik beginnen.

Mittags sollte die 2. Runde stattfinden und abends dann noch einmal, um das im Lauf des Tages versackte Blut erneut „in Fluß" zu bringen.

Auch die Venengymnastik gliedert sich in verschiedene Funktionsbereiche. Sie beginnen die Gymnastik in der Regel mit einer Übung, die den gestörten venösen Rückfluß in Schwung bringen soll.

Übung zur Förderung des venösen Rückflusses

Durchführung

Sie legen sich flach auf den Rücken (möglichst auf den Boden, auf eine untergelegte Wolldecke o. ä.), legen sich ein flaches Kissen in den Nacken und achten darauf, daß die Wirbelsäule flach auf dem Boden aufliegt. Die Beine sind locker ausgestreckt.

Nun werden die Beine angezogen und dabei im Knie und in der Hüfte angebeugt. Bei Patienten mit Hüft- und Kniegelenksproblemen nur an die Schmerzgrenze anbeugen, im Zweifel fragen Sie Ihren Therapeuten!

Dann wird das rechte Bein senkrecht hochgehoben, leicht angewinkelt, wieder gestreckt und im gestreckten Zustand auf den Boden zurückgelegt. Die Bewegung wird mit dem linken Bein wiederholt.

Die Übung wird mit jedem Bein 6mal wiederholt, wer mehr kann, darf aber auch öfter wiederholen.

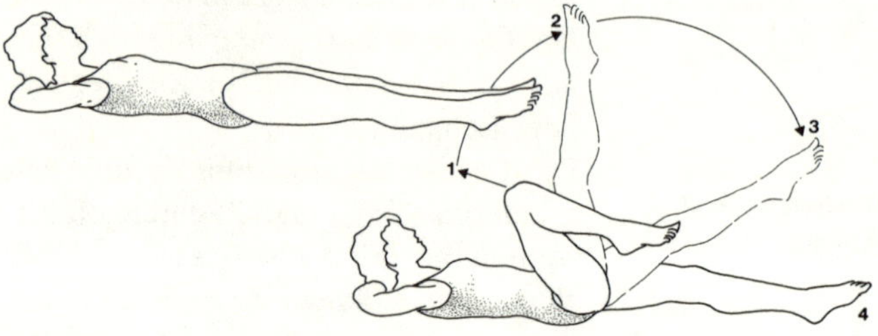

Übung zur Förderung des venösen Rückflusses.

Übung zur Förderung des venösen Rückflusses und zur Anregung des Kreislaufs

Durchführung

Sie brauchen dazu eine dicke Wolldecke, die Sie zusammenrollen und unter Ihre Fersen legen. Die Beine sind nun leicht erhöht, was ja auch den venösen Rückstrom fördert.
Nun werden die Fußspitzen angezogen – versuchen Sie, mit Ihrer „Fußspitze die Kniescheibe zu berühren“ – und die Füße wieder lockergelassen, erneut mit der Fußspitze die Kniescheibe berühren usw. Dauer der Übung: 20–30 Sekunden.

Variante

Variante: Die Zehen werden kräftig gestreckt und gebeugt. Versuchen Sie, die Zehen in die Luft „zu krallen“. Dauer der Übung: 20–30 Sekunden.

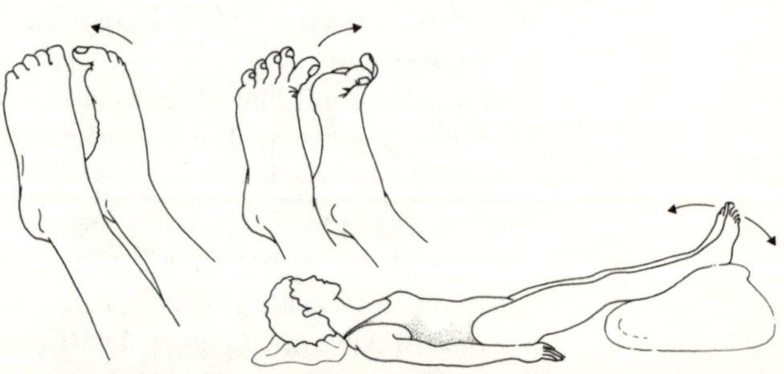

Übung zur Anregung des Kreislaufs und zur Förderung des venösen Rückflusses

So kommt der Kreislauf richtig in Schwung

Durchführung

Die Beine liegen auf der Wolldecke, und die Füße fangen an zu kreisen. Beide Füße kreisen im Uhrzeigersinn erst rechtsherum und dann linksherum und wieder rechtsherum usw. Dauer der Übung: 20–30 Sekunden.

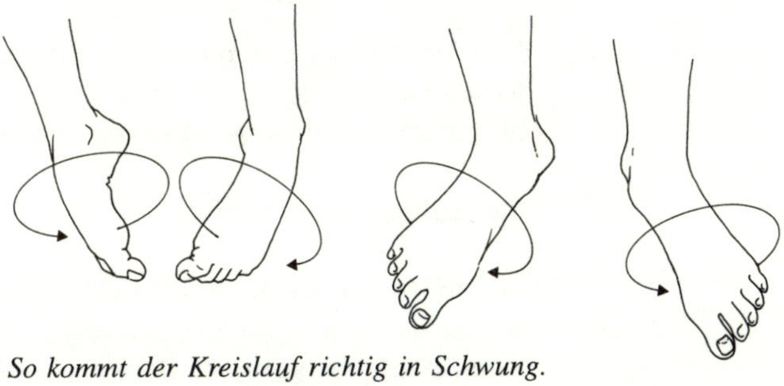

So kommt der Kreislauf richtig in Schwung.

Noch eine Entstauungsübung

Durchführung

Sie stellen sich locker mit beiden Beinen leicht gegrätscht auf den Boden, eventuell halten Sie sich mit den Händen an einer Tischplatte fest, und gehen mit beiden Beinen in den Zehenspitzenstand.
Und wieder flach auf den Boden und wieder auf die Zehenspitzen.

Variante

Variante: Versuchen Sie, im Zehenspitzenstand ein wenig zu federn, aber wirklich nur federn, nicht hüpfen!
Dauer der Übung: am Anfang 5mal wiederholen, später mehr.

Sie fahren im Liegen „Rad“

Durchführung

Ausgangsstellung wie bei der 1. Übung: Sie liegen flach auf dem Boden und beginnen, mit beiden Beinen „radzufahren“. Die Beine sollten dabei möglichst flach am Boden bleiben und nach Möglichkeit ganz gestreckt werden. Dadurch wird die Übung zwar schwieriger, aber auch wesentlich effektiver!

Sie marschieren im Liegen

Durchführung

Sie legen sich flach auf den Rücken, ähnlich wie bei der 1. Übung. Die Arme liegen leicht angewinkelt an den Seiten.
Nun werden die Beine aufgestellt, daß heißt, Sie winkeln im Kniegelenk an und heben dabei gleichzeitig das Gesäß ein wenig an.
Dann versuchen Sie, mit beiden Beinen „zu wandern", das Gesäß bleibt dabei schön oben!
Dauer: etwa 15 Sekunden am Anfang, später länger.

Sie laufen wie ein Storch

Durchführung

Sie stehen mit beiden Füßen flach auf dem Boden, eventuell suchen Sie sich an einer Wand Halt.
Nun heben Sie das rechte Bein mit gebeugtem Knie so hoch es geht, verharren einen Moment in dieser Stellung und stellen sich wieder auf beide Füße.
Die Übung wird mit dem linken Bein wiederholt.
Dauer der Übung: jeweils 6mal links und 6mal rechts.

Nicht alle Übungen auf einmal durchführen

Versuchen Sie nicht, alle Übungen auf einmal durchzuproben; suchen Sie sich 1 oder 2 Übungen aus, die Sie aber regelmäßig durchführen. Wenn Sie dann ein wenig Sicherheit gewonnen haben, können es auch einmal mehr Übungen sein.

Unterstützende Therapien

Die unterstützenden Therapien können in die Venengymnastik mit integriert, aber auch als eigenständige Übungen durchgeführt werden.

Atemgymnastik

Sie haben die Atmung bereits im Abschnitt „Therapie der chronischen Übersäuerung" kennengelernt, hier soll die Atmung aus einem anderen Blickwinkel besprochen werden.

Die Atmung wird noch zu selten in die Venentherapie miteinbezogen

Gerade im Bereich der Venentherapie wird die richtige Atmung immer noch zu selten in die Behandlung miteinbezogen. Ich halte diesen Umstand für sehr bedauerlich; denn richtiges Atmen hat eine heilsame Wirkung auf körperliche und psychische Verspannungen und kann unter sachkundiger Anleitung die Medikamente ergänzen, wenn nicht gar ersetzen!

Richtige Atmung kann erlernt werden

Viele Menschen atmen falsch und nehmen damit gesundheitliche Risiken in Kauf. Eine richtige Atmung kann erlernt werden und eröffnet dem Suchenden neue Welten der Körperwahrnehmung. Denn die Atmung ist mehr als eine mechanische Blasebalgfunktion der Lungen. Ganzheitlich betrachtet atmen nicht allein die Lungen (der Atemapparat), sondern der Mensch in allen seinen Teilen, der Atem strömt durch die Zellen des Organismus und nährt diese.

Der Mensch kümmert sich zuwenig um korrekte Atmung

Während der Mensch wochenlang ohne Nahrungsaufnahme überlebt, kann er nur einige wenige Tage ohne Wasser existieren, ein Ausfall der Atmung erlaubt ein Weiterleben nur für wenige (!) Minuten. Der Mensch lebt in der ständigen Begleitung des Atmens, kümmert sich aber meist erstaunlich wenig um eine korrekte Atmung und die sich daraus ergebenden gesundheitlichen Chancen.

Die Einatmung

Der Brustraum vergrößert sich

Der Brustraum vergrößert sich durch das Heben der Rippen und Senken der Zwerchfellkuppel. Bei extremer Atmung (Anstrengung) werden weitere Muskeln des Brustkorbs und des Halses für die Atmung eingesetzt. Die gleichmäßige Atembewegungen des Brustkorbs erfolgen durch ein genau abgestimmtes Zusammenspiel der Atemmuskulatur, insbesondere des Zwerchfells und der Zwischenrippenmuskulatur.

Das Zwerchfell muß nach unten sinken können

Ganz besonderer Bedeutung kommt dabei dem Zwerchfell zu: Je weiter es nach unten sinken kann, desto mehr weiten sich die Lungen!

Die Ausatmung

Verkleinerung des Brustraums

Durch eine Verkleinerung des Brustraums findet die Ausatmung statt. Die Senkung der Rippen erfolgt im wesentlichen durch die Schwerkraft, während das Zwerchfell durch die

Entspannung wieder nach oben ansteigt. Die bei der Einatmung gedehnten Lungenfasern sind bestrebt, die Lunge zusammenzuziehen.
Die Ausatmung ist demnach mehr ein passiver Vorgang. „Wir lassen die Luft aus uns herausströmen".

Der Atemrhythmus

Die Atembewegungen werden vom Atemzentrum gesteuert

Die Atembewegungen werden vom Atemzentrum im verlängerten Mark gesteuert. Das verlängerte Mark ist ein Teil des Rückenmarks und Gehirns und hat seinen Sitz in der Nähe des Hinterkopfs.

Normale Atemfrequenz

Die normale Atemfrequenz beträgt:

beim Neugeborenen	40 Atemzüge/Minute
beim 20jährigen	20 Atemzüge/Minute
beim 30jährigen	16 Atemzüge/Minute

Der Atemrhythmus ist willkürlich beeinflußbar.
In vielen asiatischen Ländern gehört die tägliche Atemübung zur praktischen Gesundheitsvorsorge. In der westlichen Welt wird Atemtherapie vorwiegend zur Behandlung von Lungenerkrankungen eingesetzt.

Störungen werden gebessert

Durch richtiges Atmen können funktionelle Störungen der Stimme, des Herz-Kreislauf-Systems und der Verdauung verbessert werden. Die richtige Atmung hilft der Krankheitsvorbeugung, aber auch bei psychosomatischen Erkrankungen und in der Rehabilitation. Wer richtiges Atmen beherrscht, lernt, mit Streß geschickter umzugehen, und kann seine Emotionen besser steuern.

Hilfe bei Streß

Wirkung auf die Wirbelsäule

Aber auch die Auswirkungen auf den Halte- und Stützapparat, insbesondere auf die Wirbelsäule, dürfen nicht unterschätzt werden. Die Wirbelsäule ist keine „Säule", sondern über verschiedene Gelenke beweglich aufgebaut. Daher ist es verständlich, daß die Rippen, die sich bei jedem Atemzug deutlich mitbewegen, auch eine Wirkung auf die beweglich zusammengesetzte Wirbelsäule ausüben.
Mit jedem Atemzug wird die Wirbelsäule ein wenig gestreckt, um sich dann beim Ausatmen wieder zusammenzuziehen. Dabei werden die normalen Krümmungen (also Lendenwirbelsäulenlordose, Brustwirbelsäulenkyphose und Halswirbelsäulenlordose) leicht verschoben. Die Veränderungen sind außerordentlich gering, summieren sich aber im Lauf des

Tages zu einer stattlichen Anzahl von Bewegungen. Diese Bewegungen sind für die Gesunderhaltung der Wirbelsäule notwendig, weil so der komplizierte Vorgang der Ernährung der Bandscheiben (Diffusion) unterstützt wird.

Richtige Atmung

Die richtige Atmung oder Normalatmung

Einatmen	Bauch raus – der Brustkorb hebt sich, das Zwerchfell senkt sich.
Ausatmen	Bauch rein – der Brustkorb senkt sich, das Zwerchfell hebt sich.

Wer so atmet, hat die Bewegungsabläufe der Atmung im Körper optimal koordiniert.

Warum atmen nicht alle Menschen so?
Vielen Menschen fällt es schwer, sich mit ihrem Körper zu befassen, ein „Körpergefühl" ist meist schlecht entwickelt. Daher gilt auch bei der Atemtherapie: Sie sollen Geduld und Nachsicht mit sich selbst haben; denn etwas, das seit vielen Jahre „falsch läuft", kann nicht innerhalb weniger Minuten normalisiert werden.
Viele Menschen versuchen, mit dem Atem nach rein funktionellen Gesichtspunkten umzugehen (siehe auch Einleitung zu diesem Thema), gehen die Übungen mechanisch mit dem Willen an, „etwas verändern zu wollen". Doch zeigt die Erfahrung: Mehr Erfolg haben die Patienten, die sich selbst aus einer gewissen Distanz zuschauen können und den Atem „kommen und gehen" lassen.
Das Atemgeschehen ist meines Erachtens über den Verstand nur sehr oberflächlich zu erfassen; denn der Mensch (er)lebt über ein bewußtes Atmen den Rhythmus seines Lebens mit und kann im Grunde nur durch „In-sich-Hineinhorchen" einen Teil dieser Gesamtheit erfassen.

Falsche Atmung

Viele Menschen atmen flach, die Luft dehnt den Bauch- und Brustbereich nicht. Das Körpergefühl ist schlecht entwickelt. Aus dieser falschen Atmung ergeben sich gesundheitliche Konsequenzen; denn wer flach atmet, baut auch weniger Unterdruck auf und behindert damit den venösen Rückstrom! Eine gezielte Atemgymnastik darf bei der Behandlung chronischer Venenleiden nicht fehlen!

Allgemeine Regeln, die grundsätzlich für alle Atemübungen gelten, finden Sie auf Seite 53.

Atemübung zur Selbsthilfe

Durchführung

Sie legen sich auf eine harte Unterlage, bei Bedarf kann unter den Kopf ein kleines Kissen gelegt werden, die Beine sind leicht angewinkelt. Dies wird durch eine zusammengerollte Decke erreicht, die unter die Kniekehlen gelegt wird. Die Arme werden locker neben dem Körper abgelegt.
Nun sollen Sie versuchen, so zu atmen, wie Sie es gewohnt sind. Nach einer gewissen Eingewöhnungszeit schließen Sie die Augen und achten auf Ihren Atem. Wenn Sie das Gefühl haben, nun locker und leicht zu atmen, wird zum 2. Teil der Übung übergeleitet.
Hier soll die Ausatmung leicht gesteuert werden, der Atem soll bewußt – aber ohne dies zu erzwingen – durch die halbgeöffneten Lippen entweichen können.
Es wird langsam durch die Nase eingeatmet, und zwar so, daß beim Einatmen der Bauch aufgebläht wird. Die Einatemluft soll in den unteren Lungenbereich gelangen.
Während weiter eingeatmet wird, gelangt nun die Luft langsam, aber stetig auch in die oberen Lungenbereiche.
Wenn Sie jetzt das Gefühl haben, daß genügend Luft in der Lunge sei, die Luft anhalten, dabei aber keine Spannung aufbauen.
Dann wird langsam durch die halbgeöffneten Lippen wieder ausgeatmet. Die Luft soll wie von allein aus dem Körper strömen.
Während des Ausatmens wird der Bauch leicht eingezogen.
Mit entleerter Lunge wird nun für einige Sekunden pausiert, um dann wieder langsam einzuatmen.
Folgender Rhythmus ist dabei angebracht:

- Einatmen – Bauch raus, Luft strömt in die unteren Lungenbereiche, Luft strömt in die oberen Lungenabschnitte,
- Pause,
- Ausatmen – Luft strömt zuerst aus den oberen Lungenabschnitten, Bauch langsam einziehen, Luft strömt aus den unteren Lungenabschnitten.

Mehrmals am Tag wiederholen

Diese Übung mehrmals am Tag wiederholen.
Die im Liegen vorgestellte Übung läßt sich in ähnlicher Form

auch im Sitzen und im Stehen anwenden, allerdings muß dann die geforderte Konzentration zumindest am Anfang noch ein wenig größer sein.

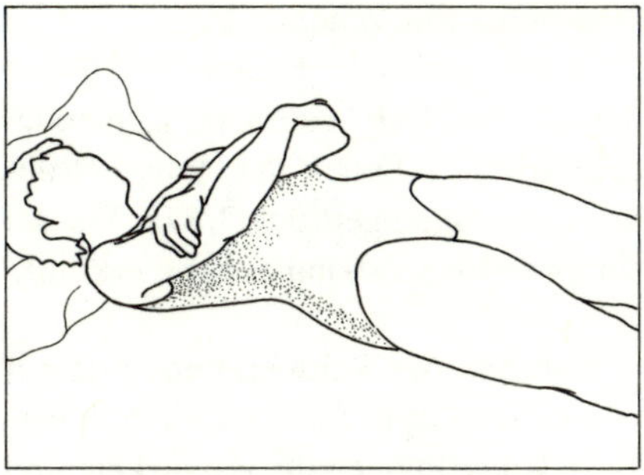

1. Rippenbögen sanft zusammendrücken, Mund leicht öffnen und ohne Druck ausatmen. Die Rippenbögen nachmassieren.

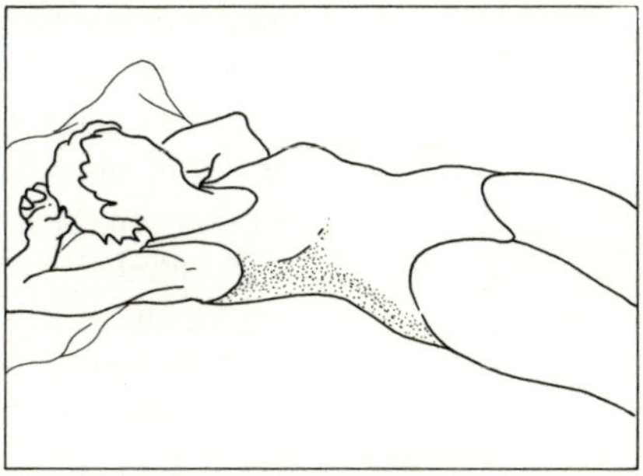

2. Dann langsam einatmen, Arme dabei heben und Hände über den Kopf legen. Übung ca. 3-6 mal wiederholen.

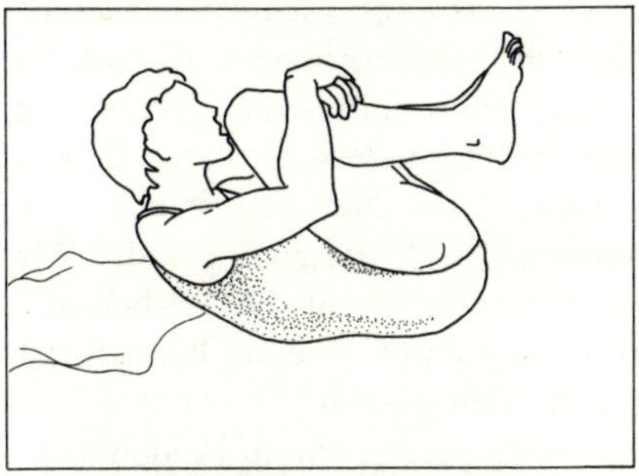

3. In Rückenlage Knie an die Brust ziehen, mit beiden Händen umfassen, Luft bei leicht geöffnetem Mund aushauchen.

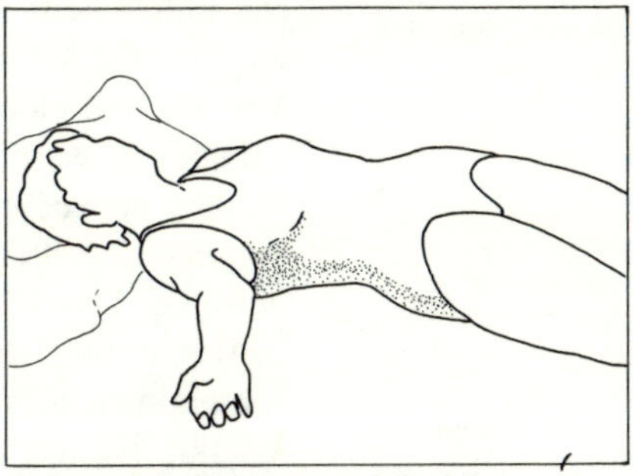

4. Danach Arme locker zur Seite fallenlassen, Beine ausstrecken, langsam und leicht wieder einatmen.

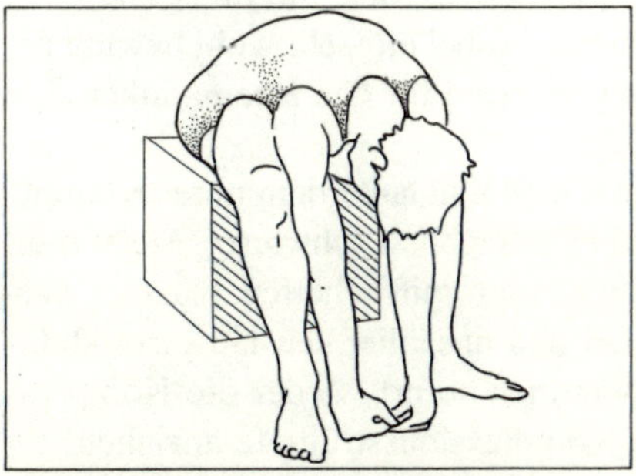

5. Im Sitzen vorbeugen, Arme und Kopf entspannt zwischen den Knien hängenlassen; dabei ausatmen und kurz so verweilen.

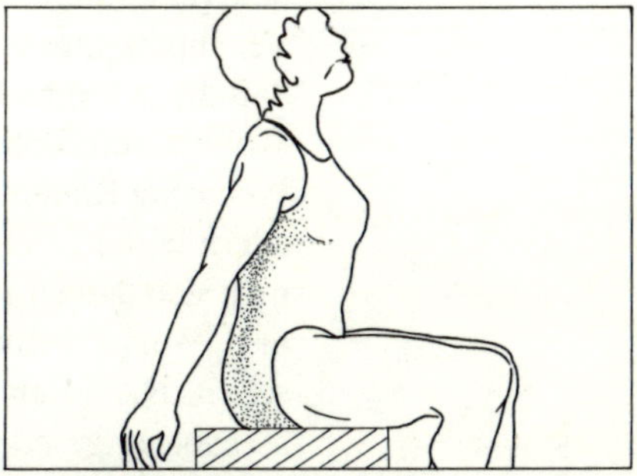

6. Dann aufrichten, leicht durch die Nase einatmen und Arme seitlich ausbreiten.

Eine weitere Übung für die Atemgymnastik

Schwimmen

Idealer Sport für Patienten mit Venenleiden

Wer viel schwimmt, kennt keine Krampfadern! Schwimmen ist der ideale Sport für Patienten mit Venenleiden.
Zum einen werden die Muskel- und Gelenkpumpen aktiviert und Herz und Kreislauf sanft „auf Trab" gebracht, zum anderen wird über den hydrostatischen Druck des Wassers das Körpergewebe ein wenig „zusammengedrückt". Das Wasser wirkt ähnlich einem Kompressionsverband auf die erkrankten Venen.
Und: Sie befinden sich während des Schwimmens in einer mehr oder weniger horizontalen Lage. So kann die Schwerkraft nicht auf den venösen Rückfluß negativ einwirken, und das Blut kann ohne nennenswerten Widerstand zurück zum Herzen gelangen.

Rückenschwimmen bevorzugen

Sie sollten beim Schwimmen das *Rückenschwimmen* bevorzugen. Wie schon mehrfach erwähnt, handelt es sich bei Venenleiden nicht um eine isoliert auftretende Erkrankung, sondern es werden meist mehrere unterschiedliche Erkrankungen nebeneinander angetroffen. Die häufigsten, die neben den Gefäßleiden auftreten, sind Erkrankungen der Wirbelsäule. Das Rückenschwimmen schont die Wirbelsäule, weil extreme Hohlkreuzbewegungen, wie sie beim Brustschwimmen auftreten, vermieden werden.

Kühles Wasser ist günstiger

Wichtig ist, daß die Wassertemperatur Ihrem Leiden angemessen ist, das heißt, kühles Wasser ist günstiger. Die sogenannten „Warmbadetage", die immer öfter von verschiedenen Bäderbetreibern angeboten werden, sind aus Sicht des Venenpatienten abzulehnen. Wobei mir sehr wohl bewußt ist, daß die Warmbadetage wiederum für den Rheumatiker eine Wohltat sein können.
Wenn Sie Rheumapatient sind und außerdem unter Krampfadern leiden, dann wird es tatsächlich schwierig. Meist muß man sich dann mit einem Kompromiß behelfen: Kurz im warmen Wasser schwimmen und anschließlich lauwarm abduschen. Nach dem Schwimmen sofort wieder die Kompressionsbandage oder die Kompressionsstrümpfe anziehen!

Wandern

Zügiges Spazierengehen

Zu Beginn Ihrer Venentherapie verstehen Sie *Wandern* bitte eher als zügiges Spazierengehen an der frischen Luft. Ziel ist es, die Waden- und Oberschenkelmuskulatur wieder aufzutrainieren.
Bei den Wanderschuhen sollten Sie nicht sparen. Am besten sind Schuhe mit möglichst flachen Absätzen, die sich in der Weite problemlos verstellen lassen (siehe auch richtiges Schuhwerk, Seite 99 ff.).

Radfahren

Radfahren belastet die Gelenke der Beine rhythmisch und gleichmäßig, die Muskel- und Spunggelenkpumpen werden angeregt, eine Druck- und Preßbelastung der Venen kommt nicht vor.

Für Venenpatienten empfehlenswert

Radfahren ist für den Venenpatienten empfehlenswert. Das Gelände sollte allerdings den körperlichen Gegebenheiten angepaßt sein. Also möglichst im flachen Gelände fahren, extreme Steigungen meiden.

Weitere Sportarten

Die Bewegungstips, die ich Ihnen vorgestellt habe, sind, sofern Herz und Kreislauf noch ausreichend belastbar sind, von allen Venenpatienten anwendbar.

Unterschiedliche Meinungen der Ärzte

Vielleicht haben auch Sie die Erfahrung schon einmal gemacht: Ein Arzt hat Ihnen jegliche sportliche Betätigung verboten, der andere Sie zum Sporttreiben ermuntert. Wie bei vielen Gelegenheiten im täglichen Leben haben beide ein wenig recht, aber beide liegen auch „ein wenig falsch“. Der eine Arzt, der kategorisch jegliche sportliche Aktivität des Venenkranken ablehnt, hat den wohltuenden Effekt der venenfreundlichen Bewegungen übersehen, der Arzt, der jeden Sport für gut heißt, hat die venenbelastende Komponente mancher Sportarten nicht berücksichtigt.
Wie eine Untersuchung des Kieler Instituts für Sport und Sportwissenschaften belegt, belasten extreme Anstrengungen

das venöse Gefäßsystem erheblich. Folgerung: Für Menschen mit Krampfadern sind nicht alle Sportarten geeignet.
Ungünstig beeinflußt wird der Venendruck bei solchen Sportarten, in denen der venöse Gefäßdruck beispielsweise durch starkes Abwinkeln in der Hüfte oder Preßatmung erheblich erhöht wird. Der Patient (Sportler), der an Krampfadern leidet, sollte also extreme Ausdauerbelastungen, Sportarten mit starkem Abwinkeln in der Leistenbeuge (Radrennsport) und Preßdruck (Kraftsport) sowie Segeln (Jollensitz) meiden. Auch beim Rudern, Fußball, Judo und Ringen treten Krampfadern gehäuft auf.

Nichtempfehlenswerte Sportarten

Nichtempfehlenswerte Sportarten sind Radrennsport, Kraftsportarten (Gewichtheben, Bodybuilding), Ringen, Fußball, Volleyball, Badminton, Tennis, Ski alpin, Rudern, Jollensegeln, Windsurfen.

Die manuelle Lymphdrainage

Komplexe physikalische Entstauungstherapie

Die manuelle Lymphdrainage, genauer: die *komplexe physikalische Entstauungstherapie*, geht auf den österreichischen Chirurgen Alexander von Winiwarter (1848–1917) zurück. Winiwarter berichtete erstmals 1892 von einer neuartigen Behandlungsform, mittels derer Schwellungen im Gewebe gezielt behandelt werden könnten. Es vergingen dann viele Jahrzehnte, bis die manuelle Lymphdrainage sich in weiten Teilen der Medizin durchsetzte.

Bewährte und erfolgreiche Methode

Die Lymphdrainage zählt zu den sog. manuellen Therapien, d. h., der Therapeut „legt selbst Hand an". Es ist eine mittlerweile seit gut einem Dutzend Jahren bewährte und erfolgreiche Methode bei der Behandlung verschiedenster Gewebeschwellungen.
Der Behandler regt kleinste Lymphbahnen in der Haut an und sorgt so dafür, daß zusätzliche Flüssigkeit aus dem geschwollenen Gewebe abtransportiert werden kann. Bei der venösen Insuffizienz ist der Abtransport von überschüssigem Wasser und Eiweiß über die Lymphbahnen wichtig. Denn die Schwellung (z. B. der Beine) sorgt für eine zusätzliche Belastung der Venen und wirkt so als zusätzlich venenerweiternd.

Hat nichts mit Massage zu tun

Die manuelle Lymphdrainage ist zwar mit der klassischen Massage verwandt, hat aber mit Massage nichts zu tun. Übrigens: Die klassische Muskelmassage und auch die Selbstmassage sind bei Venenentzündungen und Thrombosen verboten!

Welche Therapeuten sind entsprechend geschult?
Die manuelle Lymphdrainage wird von den meisten Masseuren und Krankengymnastinnen beherrscht; aber auch viele Heilpraktiker sind darin ausgebildet. Eine entsprechende Erkrankung vorausgesetzt, tragen die Krankenkassen, nach vorheriger ärztlicher Verordnung, die Kosten der Behandlung.

Krankenkassen tragen die Kosten

Wichtig: Die Behandlung kann nur dann erfolgreich sein, wenn Sie als Patient „mitmachen". Das bedeutet: Der nach jeder Behandlung sorgfältig angelegte Kompressionsverband muß konsequent von Ihnen getragen werden. Nur dann ist auf längere Sicht ein dauerhaftes Abschwellen der Beine zu erwarten!

Venenleiden und Medikamente

Auf dem Markt befindet sich eine große Zahl an *Venenmedikamenten.* Die Pharmaindustrie verdient an diesen Mitteln nicht schlecht, und der Umsatz ist auf einem hohen Niveau. Aber helfen diese Mittel?

Medikamente nehmen nur einen Teil der Verantwortung ab

Die Medikamente vermögen Ihnen nur einen kleinen Teil der Verantwortung abzunehmen. Gefährlich werden Venenmedikamente dann, wenn sie als Ersatz für die sinnvolle Kompressionstherapie bzw. andere Methoden der physikalischen Therapie verwendet werden. Und glauben Sie mir: Gäbe es ein wirklich gutes Mittel, hätten wir dann die große Zahl an chronisch Venenkranken?

Zur Unterstützung der anderen Therapien einsetzen

Allerdings: Medikamente können und sollen zur Unterstützung der anderen Therapieformen eingesetzt werden.

Der Aspekt der medikamentösen Therapie muß von verschiedenen Seiten betrachtet werden. Da sind die seit alters her bekannten und geschätzten pflanzlichen Mittel, da gibt es chemische Wirkstoffe (Entwässerungstabletten) und die Methoden der Homöopathie. Und schließlich besteht in der Naturheilkunde noch die Möglichkeit, über eine Veränderung der Bindegewebsstrukturen (z. B. mit Kieselsäure = Silicea) die Funktion der Venen zu beeinflussen.

Die pflanzlichen Mittel, die sowohl als Tablette, Kapsel und Tee (innerlich) eingenommen oder äußerlich als Salbe aufgetragen werden, lernen Sie zusammen mit den Mitteln gegen Erkrankungen der Arterien im Kapitel Die wichtigsten pflanzlichen Gefäßmittel, Seite 151 ff., kennen.

Chemische Mittel gegen Venenerkrankungen

Ein ganz besonderes Ärgernis ist die „Therapie“ der Venenleiden mit Entwässerungstabletten (Diuretika). Diuretika sind Medikamente, die eine verstärkte Harnausscheidung verursachen.

Entwässerungstabletten sind die schlechteste Behandlungsform

Leider ist die Situation so, daß immer noch zu viele Therapeuten einer Therapie mit Entwässerungstabletten den Vorzug geben, obwohl diese mit Abstand die schlechteste Behandlungsform sind.

Die Behandlung mit Diuretika verbaut dem Patienten die Chance, mit den Methoden der physikalischen Medizin das Leiden richtig anzugehen.

Erinnern wir uns doch in diesem Zusammenhang noch einmal an folgende Feststellung: Das Verhältnis der Eiweißkörper in der Blutbahn muß dem Verhältnis der Eiweißkörper außerhalb der Blutbahn in etwa entsprechen und: Eiweißkörper verhalten sich zu Wasser wie Magnete zu Eisen.

Wird also verstärkt Wasser ausgeschwemmt, die überschüssigen Eiweißmoleküle aber nicht gleichzeitig mitentfernt, dann ist nach einer gewissen Zeit – bedingt durch die Wasserbindungskapazität – das Bein wieder genauso „dick“.

Diuretika belasten Herz und Nieren

Hinzu kommt: Diuretika belasten Herz und Nieren nicht unerheblich und sollten daher wirklich nur nach sorgfältiger Beurteilung des Risiko-Nutzen-Verhältnisses eingesetzt werden.

Behandlung mit homöopathischen Mitteln

Begründet wurde die Lehre der Homöopathie von Dr. Samuel Hahnemann (1755–1843); übersetzt bedeutet Homöopathie soviel wie *Heilung mit Ähnlichem.*

Heilung mit Ähnlichem

Hahnemann entdeckte, daß ein Stoff, der einen Menschen krank macht, ihn auch heilen kann. Er zog die Schlußfolgerung, daß die Arznei *dann* für den Kranken passend ist, wenn sie am Gesunden Symptome erzeugen kann, die jenen ähnlich sind, an denen der Kranke leidet. Grundsätzlich hat ein jeder Organismus von sich aus das Bestreben, die Gesundheit zu schützen und ein Gleichgewicht zwischen Krankheit und Gesundheit zu erhalten.

Nur der Homöopath entscheidet über die Mittel

Welches homöopathische Medikament nun genau das richtige für Sie ist, kann nur der Homöopath entscheiden.*

Bewährte Homöopathika

Doch gibt es eine Anzahl von Symptomen, die bei den meisten Venenkranken immer wieder auftreten, und bei vielen Patienten haben sich seit alters her die unten aufgeführten homöopathischen Mittel bewährt:

- Sulfur D 12,
- Pulsatilla D 6.

Besonders bindegewebsstützend sind:

- Silicea D 6, D 12,
- Calcium fluor. D 3,
- Acidum fluoricum D 3.

Die Therapie ist eine Langzeitbehandlung.
Natürlich werden nicht alle Mittel eingenommen, sondern man beschränkt sich auf 1 oder 2, die über einen langen Zeitraum im täglichen Wechsel eingenommen werden. Sinnvoll ist es, sich an einen guten Homöopathen zu wenden.

Therapie mit Mineralstoffen – Biochemie nach Dr. Schüßler

Im Jahr 1873 veröffentlichte der Arzt Dr. med. Wilhelm Heinrich Schüßler (1821–1898) einen Artikel, in dem er „eine abgekürzte Homöopathische Therapie“ vorstellte. Er vertrat in dieser Arbeit die Ansicht, seine Behandlungsmethode käme mit 12 anorganischen Stoffen aus, im Gegensatz zu der Homöopathie, die in ihrer Gesamtheit viele tausend Medikamente für die unterschiedlichen Erkrankungen benötigt. Seine Vorstellung mündete in der Aussage, er habe die Überzeugung gewonnen, „daß man mittels derselben auf dem kürzesten Wege zum Ziele gelangen kann“.

"Abgekürzte Homöopathische Therapie"

* Siehe hierzu den Ratgeber „Klassische Homöopathie - Heilen nach einem bewährten Naturgesetz“ von Josef Rau, erschienen ebenfalls im Jopp-Verlag, ISBN 3-926955-19-8.

In späteren Jahren mußte Dr. Schüßler seine Vorstellungen relativieren und erwähnte die Homöopathie nicht mehr. Dafür erhielt seine Therapieform einen vollkommen neuen Namen, den wir auch heute noch benutzen: Biochemie nach Dr. Schüßler.

Die Grundlagen der Biochemie wurden im Zeitalter der Naturwissenschaften durch die Beiträge der Biologie, der Medizin, der Physiologie und der Chemie erweitert. Die Wissenschaft beginnt heute zu erkennen, daß eine jede Lebensäußerung (also auch Krankheit und jede geistige und seelische Regung) mit einer spezifischen chemischen Reaktion einhergeht. Die mineralischen Stoffe, die bei diesen Reaktionen eine Rolle spielen, sind Bestandteil der Biochemie.

Jede Lebensäußerung geht mit einer chemischen Reaktion einher

Aus der Sicht der damaligen Zeit hat Schüßler 12 im Blut und in den Geweben befindliche Mineralsalze als zentrale Stützen seiner Therapie übernommen. Er nennt diese Mineralsalze *Funktionsmittel*, da ein jedes einen Einfluß auf bestimmte Funktionen des Körpers hat bzw. auf bestimmte Organe Einfluß nimmt.

Funktionsmittel

Mit der Ausweitung des medizinischen und chemischen Erkenntnisstands blieb es nicht aus, daß im Lauf der Jahre weitere Mittel zu den ursprünglichen hinzukamen. Diese Mittel, es sind ebenfalls 12 Substanzen, werden *Ergänzungsmittel* genannt.

Ergänzungsmittel

Im Rahmen dieses Ratgebers will ich nicht näher auf die Arbeitsgrundlage der Biochemie eingehen, doch soviel ist sicher: Trotz aller Anfeindungen dieser Therapie sind die Erfolge bei einer Vielzahl von Erkrankungen unstrittig.

Keine Hilfe im Handumdrehen

Wichtig ist: Die Biochemie bietet keine Hilfe im Handumdrehen. Bis zur Wiederherstellung des inneren Gleichgewichts – und darum geht es in letzter Konsequenz bei der Behandlung – vergeht natürlich eine gewisse Zeitspanne. Es kann aber auch alles sehr schnell gehen, das hängt von der Lage des einzelnen Menschen ab!

Dosierung und Einnahme

Dosierung und Einnahme: in akuten Fällen stündlich oder halbstündlich, in chronischen Fällen 3- bis 4mal täglich 1–2 Tabletten langsam im Mund zergehen lassen (ohne zusätzliche Flüssigkeit, der Wirkstoff wird dann direkt von der Mundschleimhaut aufgenommen). Die Tabletten sollen entweder 30 Minuten vor oder 1 Stunde nach den Mahlzeiten genommen werden.

Bei Krampfader- und Venenleiden andere Dosierung

Die Hinweise gelten allgemein für die Einnahme biochemischer Medikamente. Bei der Krampfaderbehandlung und Venenleiden ist im Einzelfall eine andere Dosierung notwendig. Im Text wird dann gesondert darauf hingewiesen. Für Säuglinge und Kleinkinder werden die Tabletten zu einem Pulver zerdrückt und dann direkt auf die Zunge gegeben.
Während der Behandlungswochen ist ein unbedingter Verzicht auf Alkohol, Nikotin und scharfe Gewürze notwendig.

Welches sind die gebräuchlichsten Mittel bei Krampfadern?

Gebräuchlichste Mittel

- Calcium fluoratum D 12 im Wechsel mit Silicea D 12, 3mal täglich 1 Tablette über einen langen Zeitraum (Monate!). Diese beiden Mittel sind auch die wichtigsten Medikamente zur Behandlung der Arteriosklerose!
- Bei Venenentzündung und/oder Krampfaderblutung Ferrum phosphoricum D 6, alle 5 Minuten 1 Tablette.
- Als Ergänzungsmittel hat sich Kalium-Aluminium sulfuricum D 6 bewährt. Anwendung im täglichen Wechsel bei Verstopfungs- und Blähungsbeschwerden.
- Calcium fluoratum D 6 (Salbe): äußerlich.

Magnesium bei nächtlichen Wadenkrämpfen

Magnesium kann die Folgen von Durchblutungsstörungen vermindern

Magnesium wirkt über verschiedene Mechanismen vorbeugend gegen arteriosklerotische Gefäßablagerungen und die Ihnen bereits vorgestellten Komplikationen. Es kann so die Folgen von Durchblutungsstörungen vermindern. Es hilft auch bei Beschwerden in der Muskulatur, wie sie Venenkranke häufig haben: Waden- und Zehenkrämpfe, Taubheit, Krämpfe in den Oberschenkeln.

Behandlung mit Vitaminen

Vitamin C und E

Auch für die Venentherapie ist eine Langzeitbehandlung mit den Vitaminen C und E sicherlich sinnvoll (s. Seite 67). Anwendungsdauer: über Jahre hinweg (gilt für beide Vitamine).

Behandlung mit Blutegeln
(Hirudo medicinalis)

Der Patient muß von der Notwendigkeit der Bahandlung überzeugt werden

Das Schwierigste an der Blutegelbehandlung ist es, den Patienten von dem Sinn und der Notwendigkeit dieser Behandlung zu überzeugen. Für die meisten Patienten handelt es sich bei der Blutegelbehandlung um eine besonders abscheuliche Form der Blutentziehung. Denn es gibt nur sehr wenige Leute, die sich vor Egeln nicht ekeln. Diese Tierchen scheinen im Unterbewußtsein vieler Menschen eine ähnlich Rolle zu spielen wie Fledermäuse, Schlangen, Spinnen und weiße Maden. Ist dieser Widerwille dann erst einmal überwunden, wird immer der Ausspruch zu hören sein: „Na, so schlimm war es nun doch wieder nicht“!

Erstmals im 2. Jh. v. Chr. erwähnt

Die Blutegelanwendung wird erstmals im 2. Jahrhundert v. Chr. von dem griechischen Dichter Nikandros (auch Nikander von Kolophon) erwähnt. Er war auch Arzt am Hofe des Königs von Pontos und beschrieb in einem Lehrgedicht erstmals Blutegel als eine milde Alternative zum damals weitverbreiteten Aderlaß.

In den folgenden Jahrhunderten gab es kaum einen Arzt, der auf die Behandlung mit Blutegeln verzichtete. Im 18. und 19. Jahrhundert wurden Millionen Egel nach Frankreich importiert. Wie bei anderen Methoden auch, schadete die Übertreibung nicht nur dem Ruf der Therapie, sondern rottete den Egel in Europa nahezu vollkommen aus.

Die wenigen Blutegel, die bei uns in den schadstoffbelasteten Gewässern überlebt haben, kommen für eine medizinische Therapie natürlich nicht in Frage. Heute wird der Blutegel in speziellen Anstalten gezüchtet, so in Ungarn, Nordafrika und in Teilen des ehemaligen Jugoslawien.

Zeit-, material- und kostenaufwendig

Die Blutegelbehandlung ist zeit-, material-, und kostenaufwendig. Deshalb wird sie nur selten durchgeführt. Schade, denn der mitunter eindrucksvolle Erfolg belohnt die Mühe. Heilpraktiker oder Ärzte für Naturheilverfahren behandeln mit Blutegeln. Die Kosten für das Setzen von Egeln betragen 20–60 Mark.

Wie führt der Therapeut die Behandlung durch?

Aus der Apotheke bezogen

Die Blutegel werden über die Apotheke bezogen, man achte darauf, nur „frische" Blutegel zu erhalten. Sie dürfen nicht zu lange im Wasser stehen, auch muß das Wasser immer frisch sein (nachzufüllen z. B. mit Volvic). Schließlich ist das Gefäß im Halbdunkel abzustellen, und im Deckel sollten ausreichend Luftlöcher vorhanden sein.

Scharfbegrenzte Bißorte

Der Blutegel muß an scharfbegrenzte Bißorte „gesetzt" werden. Nur dann kann er die optimale Wirkung erzielen.

Die zu behandelnde Körperstelle muß frisch gewaschen und darf nicht (!) parfümiert sein. Überhaupt ist darauf zu achten, am Tag der Blutegelbehandlung möglichst keine Duftwässerchen aufzutragen.

Bißstelle leicht anritzen

Die ausgewählte Bißstelle wird leicht angeritzt – so bekommt der Egel den richtigen Appetit –, und dann wird der Blutegel vom Therapeuten mit einer stumpfen Pinzette auf die angeritzte Hautstelle gesetzt. Die Tiere saugen sich nun voll und können in 20–30 Minuten etwa 10–15 ml Blut aufnehmen. Ist der Egel richtig „vollgefressen", fällt er von selbst ab. Will er aber nicht abfallen, hilft 1 Prise Salz, die auf den Rücken des Egels gestreut wird.

Hirudin

Der Blutegel sondert eine Substanz ab, das *Hirudin*, die eine Gerinnungsstörung des Bluts bewirkt. Vorteil für den Egel: Er erstickt nicht an dem in ihm geronnenen Blut.

Nachblutung

Das Hirudin verursacht am Patienten eine sog. Nachblutung, die bis zu 24 Stunden anhalten kann, aber harmlos und erwünscht ist. Die Blutmenge, die durch die Nachblutung verlorengeht, beträgt je nach Egel und Konstitution des Patienten etwa 30–35 ml.

Das Blut wird dünnflüssiger, "Staus" werden aufgelöst, das Gewebe wird besser versorgt.

Meist werden vom Therapeuten, je nach Heilanzeige, bis zu 10 Egel angesetzt.

Hauptanwendungsgebiete

Hauptanwendungsgebiete sind Krampfadern (das variköse Syndrom) und Thrombosen, aber auch Furunkel, Gichtgelenke u. a.

!

> Die Blutegeltherapie ist eine ausgezeichnete Methode, das Blut auf natürliche Art und Weise zu verdünnen (über das Hirudin) und damit die Fließfähigkeit zu verbessern. Auch werden Giftstoffe, die den Körper belasten, über die Bißstelle ausgeschwemmt.

Die letzte Hoffnung – Operation von Krampfadern

Vorsicht vor Operationen

Die Operation sollte wirklich nur die letzte Möglichkeit sein. Übereilen Sie daher den Schritt zu einer Operation nicht; denn die Operation ist unumkehrbar und bringt doch häufig nicht den gewünschten Erfolg.

Daher mein Rat: Bevor Sie sich für eine Operation entschließen, schöpfen Sie erst die Möglichkeiten des Mehrpunkteprogramms aus.

Außerdem: Operiert (damit ist auch die Verödung miteinbezogen) werden nur sog. primäre Krampfadern (s. u.).

Die Entfernung der Krampfadern ist nur bei ausgeprägten, durch das Mehrpunkteprogramm nicht therapierbaren Beschwerden gerechtfertigt.

Die Verödung (Sklerosierung)

Injektion eines speziellen Medikaments

Die Venenwand wird durch die Injektion eines speziellen Medikaments künstlich entzündet und dadurch verklebt. Bei hochgelagerten Beinen wird Variglobin oder Äthoxysklerol an mehreren Stellen in die Vene gespritzt. Anschließend wird für etwa 2 Wochen ein Kompressionsverband getragen, damit die Injektion nicht über die Verbindungsvenen auf die tiefen Venen übergreifen kann.

Die Verödung eignet sich nur für kleine Krampfadern.

Kontraindikationen

Nicht verödet werden darf bei: Beinödemen, Phlebothrombosen, Herz-Nieren-Leber-Leiden, arteriellen Durchblutungsstörungen, Bettlägerigkeit.
Vorsicht bei: Schwangerschaft, Diabetes mellitus, hohem Alter (über 70 Jahre).

Die eigentliche Operation (Varizenstripping)

Der 1. Operationsschnitt wird in der Leiste durchgeführt, dann wird die Einmündung der Vena saphena magna (der „Rosenvene") in die Vena femoralis (die tiefe Oberschenkelvene) unterbunden. Am Innenknöchel wird die entgegengesetzte Seite der Vene ebenfalls durch einen Schnitt freigelegt.
Nun wird eine Sonde vom Knöchel her in die Vene eingefahren. Ist sie im oberen Teil der Vene angelangt, wird ein Handgriff aufgeschraubt und die Vene nach oben herausgezogen.

Stripping

Dieser Vorgang wird *Stripping* genannt.
Etwa 3 Wochen nach der Operation ist die Arbeitsfähigkeit wiederhergestellt.

Kontraindikationen

Nicht operiert werden darf bei: Phlebothrombose, arterieller Verschlußkrankheit, starker Ödembildung.
Vorsicht bei: Schwangerschaft, hohem Alter, Seitvenenschwäche.

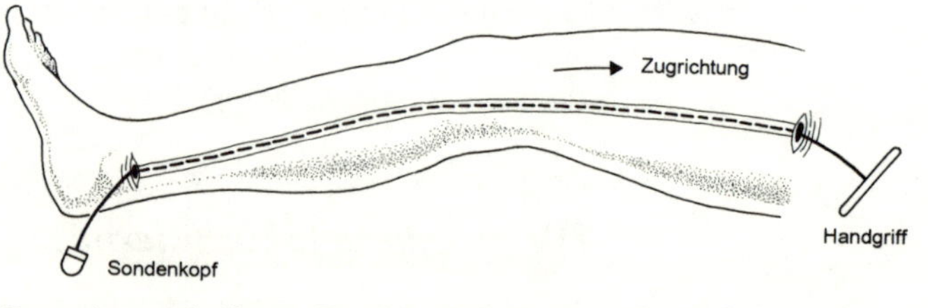

Operationstechnik zur Beseitigung primärer Krampfadern. Die Einführung des Strippers erfolgt in Blutstromrichtung (also nicht gegen die Venenklappen!).

Die Ursache der Venenerkrankung wird nicht beseitigt

Ich bin kein Befürworter dieser radikalen Operationen.
1. Durch die Operation wird das Umfeld, die Ursache der Venenerkrankung, nicht verändert. Die Gefahr, erneut „unters Messer" zu müssen, ist sehr groß.

Zerstörung der kleinen Lymphgefäße

2. Durch die Operation kommt es meist auch zu einer Zerstörung von kleinen Lymphgefäßen, die ja auch eine bedeutende Rolle in der Bewältigung verschiedener Flüssigkeitslasten spielen (siehe auch Kapitel „Erkrankungen der Lymphgefäße“).

Fazit: Eine Operation sollte wirklich nur dann, wenn nichts anderes mehr hilft, in die Überlegungen miteinbezogen werden.

Diagnostik der Venenerkrankungen

Primäre und sekundäre Varizen

Zuerst einmal wird der Therapeut Sie nach Ihren typischen Beschwerden fragen und ermitteln, ob es sich bei Ihren Krampfadern um primäre oder sekundäre Varizen handelt. Bei *primären Varizen* sind die tiefen Transportvenen intakt, *sekundäre Varizen* sind dagegen die Folge einer tiefen Beinvenenthrombose mit defekten tiefen Transportvenen.
Mit einem einfachen Test läßt sich herausfinden, ob die tiefen Transportvenen noch intakt sind, die Krampfadern also primärer Art sind.

Der einfache Funktionstest

Staubinde unterhalb des Knies

Am stehenden Patienten wird eine Staubinde knapp unterhalb des Knies angelegt. Was geschieht? Das Blut beginnt sich in den Krampfadern zu stauen, die so besonders deutlich hervortreten.
Jetzt wird der Patient aufgefordert, einige Schritte zu gehen. Bei primären Varizen wird die Krampfader deutlich kleiner, weil beim gehenden Patienten die Muskelpumpe der Wade über die intakten großen Transportvenen das venöse Blut aus der außen sichtbaren Krampfader heraussaugt. Denn die Staubinde blockiert den Blutfluß lediglich in der sichtbaren Krampfader, die tiefen Transportvenen werden nicht abgedrückt.
Sind jedoch die tiefen Venen defekt – Ursache ist meist eine Beinvenenthrombose mit Defektheilung der Venenklappen –, kann auch beim Gehen das Blut nicht über die tiefen Venen abfließen. Die abgeschnürten Krampfadern werden beim Gehen noch stärker hervortreten als beim ruhigen Stehen.

Das Doppler-Ultraschall-Verfahren

(Ultraschall-Doppler-Strömungsmessung)

Man hört sein eigenes Blut fließen

Eine kleine Ultraschallsonde, mit der der Untersucher über die Vene gleitet, sendet Schallwellen aus, die vom strömenden Blut reflektiert werden. Der Schall wird über einen Lautsprecher hörbar gemacht. Sie hören Ihr eigenes Blut fließen. Ein hoher Ton entspricht einer schnellen Strömung, ein tiefer Ton einer langsamen.
Das Geräusch ist bei gesunden Venen atemabhängig, d. h., bei gesunden Venen verändert sich das Strömungsgeräusch durch Ihre Atemtätigkeit. Bei defekten Venen bleibt das Geräusch konstant.
Der Untersucher kann mit mit dem Dopplerverfahren Rückschlüsse auf die Beschaffenheit der Venenklappen und Venenwände ziehen.

Die Lichtreflex-Rheographie (LRR)

Die Beine werden mit infrarotem Licht bestrahlt

Die Beine werden mit infrarotem Licht bestrahlt, und anhand der Farbveränderungen kann der Untersucher eine Aussage über die Funktion der Venen machen.
Während der Untersuchung muß sich der Patient bewegen. Infolge der Belastung entleeren sich die Venen der Haut, was eine Aufhellung der Haut bzw. ein Ansteigen des Hautreflexionsgrads bewirkt.

Frühe Diagnose ist möglich

Das neue Diagnoseverfahren kann selbst feinste Farbnuancen ermitteln und so eine recht frühe Diagnose ermöglichen. Bei kranken Venen erfolg keine Aufhellung oder erst verspätet.

Die Phlebographie

Die Phlebographie ist ein bei Venenleiden sehr häufig eingesetztes Verfahren, um über Röntgenstrahlen die Venen darzustellen.

Nebenwirkungen sind selten

Nebenwirkungen sind bei korrekter Technik und Durchführung sehr selten. Es können auftreten: Entzündung der oberflächlichen Venen, tiefe Beinvenenthrombose, Allergie auf das verwendete Venenkontrastmittel (die Kontrastmittel enthalten Jod, und mittlerweile reagieren viele Menschen auf Jod allergisch).

Kontrastmittel wird injiziert

Damit das Kontrastmittel in die Venen gelangen kann, wird eine Vene punktiert und mit einer sehr dünnen Kanüle Kontrastmittel in das Venensystem der Beine injiziert. Der Arzt beobachtet die Strömung des Kontrastmittels auf einem Röntgenbildschirm und hält wesentliche Befunde mit „Zielfotos" fest.

Wann wird eine Phlebographie durchgeführt?

Verdacht auf Phlebothrombose: Die Untersuchung gibt Hinweise über Sitz, Ausdehnung und ungefähres Alter des Thrombus. So kann die notwendige Therapie geplant werden.
Welche Art der Varikose: Der Arzt erhält Hinweise, ob es sich um eine primäre oder sekundäre Form der Krampfadern handelt (siehe auch oben).
Lungenembolie: Bei einer Lungenembolie unklarer Ursache wird die Phlebo-graphie als Suchverfahren durchgeführt

Kontraindikation

Die Phlebographie darf *nicht angewendet* werden bei: Erkrankungen der Schilddrüse, Leber- oder Nierenleiden, Kontrastmittelallergie, Schwangerschaft.

Alternative Diagnoseverfahren

Irisdiagnose

Der Heilpraktiker kann zusätzlich noch auf die Irisdiagnose zurückgreifen, die weitere Hinweise bezüglich des Krampfaderleidens geben kann, insbesondere auch auf bestehende Begleiterkrankungen oder die entsprechende Veranlagung zu Begleiterkrankungen, die in einem frühen Stadium mit klinischen (schulmedizinischen) Mitteln in der Regel noch nicht greifbar sind.

Erkrankungen der Lymphgefäße

Neben den bisher beschriebenen Erkrankungen der Arterien und Venen gibt es auch Krankheiten der Lymphgefäße. Eine Tatsache, die bis vor wenigen Jahren in der Medizin weitgehend unbekannt war, sieht man einmal von wenigen Spezialisten ab. Unterschieden werden die Erkrankungen der Lymphgefäße in primäre und sekundäre Formen.

Primäre und ...

- Primäre Erkrankungen sind angeboren und führen zu einem Lymphödem (s. u.).

... sekundäre Erkrankungen

- Sekundäre Erkrankungen der Lymphgefäße werden im Laufe des Lebens vom Patienten erworben.

Ursachen

Mögliche Ursachen:

- Ständige Überlastung der Venen, die als Spätfolge eine Schädigung der überlasteten Lymphgefäße bedeutet.
- Schäden an den Lymphgefäßen nach Operationen. Die Lymphknoten werden bevorzugt von Krebstochterzellen (= Metastasen) befallen. Um eine Ausbreitung des Krebses über die Lymphbahnen zu verhindern, werden die Lymphknoten des betroffenen Körpergebiets entfernt. *Beispiel:* Bei der Brustkrebsoperation werden die Lymphknoten der Achselhöhle der betroffenen Brustseite entfernt. In diesen Fällen besteht immer die Gefahr, daß sich an der operierten Seite ein Lymphödem entwickelt. Bei einem noch nicht weit fortgeschrittenen Krebsbefall kann der Chirurg sich auch für eine weniger radikale Operationsmethode entscheiden.
- Es gibt verschiedene Operationen im Bauchraum, so z. B. die Operation nach E. Wertheim (Entfernung der Gebärmutter im Rahmen der Krebstherapie), die meist auch eine Schädigung des lymphatischen Gewebes nach sich ziehen. Auch bei diesen Operationen ist immer die Gefahr einer Lymphödementwicklung gegeben.

- Schäden durch Würmer, Bakterien, Viren und Pilze. Kommt meist in tropischen Ländern vor – *Filariosen* (sog. Fadenwürmer, deren Larven das Lymphgefäßsystem des Menschen schädigen). Auch in unseren Breiten kann ein massiver Befall des Körpers mit Pilzen, Viren und Bakterien zu einer Schädigung des Lymphgefäßsystems führen.

Lymphödem

Im Lauf der Zeit kann sich ein *Lymphödem* entwickeln, eine krankhafte Schwellung am Körper, meist im Bereich der Arme oder Beine, die durch einen Flüssigkeitsrückstau verursacht wird. Die Flüssigkeit des Lymphödems ist in aller Regel eiweißreich.

Ursache

Ursache für die Entstehung eine Ödems ist ein Mißverhältnis zwischen herantransportierten Flüssigkeiten (über die Arterien) und einer nicht ausreichenden Transportleistung des Lymphgefäßsystems.

- Die herangeschafften Flüssigkeitsmengen übersteigen die maximale Transportleistung des gesunden (!) Lymphgefäßsystems, dies ist der Fall bei einigen der oben erwähnten Krankheiten.
- Die Flüssigkeitsmenge ist normal, aber die Transportleistung des Lymphgefäßsystems ist eingeschränkt; das Lymphgefäßsystem ist bereits krank.

Diese feinen, aber bedeutsamen Unterschiede kann nur der Arzt diagnostizieren. Ich will mich darauf beschränken, Ihnen einige Verhaltenstips zu geben, wie Sie bei einer konkreten Lymphödemgefährdung vorbeugen können (siehe unten).

Besonders Gefährdete

Besonders gefährdet, an einem Lymphödem zu erkranken, sind alle Patienten, denen im Rahmen einer Krebsoperation Lymphknoten entfernt wurden. Durch diese Operation wurde das Lymphsystem geschädigt und in seiner Leistung eingeschränkt.

Der langjährige Venenkranke ist ebenfalls erheblich gefährdet. Sie haben bereits gelesen, daß die Lymphgefäße den erkrankten Venen eine große Menge an Flüssigkeit abnehmen. Dies geht über viele Jahre gut, aber dann sind die Lymphgefäße selbst „am Ende“. Die Flüssigkeit verbleibt im Bein; das Bein wird dick.

Das Ziel der Vorsorge

Alles vermeiden, was zusätzliche Flüssigkeiten in die Beine treibt

Als Risikopatient müssen Sie unbedingt Sorge dafür tragen, alles zu vermeiden, was Ihnen zusätzliche Flüssigkeiten in die Beine treibt. Vermeiden Sie jede Verletzung, Sonnenbrand u. ä., vermeiden Sie also Situationen, bei denen es zu einem zusätzlichen Bluteinstrom in das Gewebe kommen kann. Alle Tätigkeiten, die Ihnen eine Hautrötung verschaffen, sind zu unterlassen!

Tips für Patienten mit einem Beinlymphödem bzw. für Gefährdete

- Keine Injektionen in die betroffenen Beine oder Arme.
- Keine Nadelakupunktur.
- Lassen Sie sich an der betroffenen Seite nicht den Blutdruck messen.
- Seien Sie bei der Fußpflege besonders vorsichtig, Verletzungen unbedingt vermeiden.
- Vorsichtig beim Barfußgehen außerhalb der Wohnung (Verletzungsgefahr).
- Vermeiden Sie Insektenstiche (Moskitonetze, Insektengitter an die Fenster, langärmelige Kleidung, auch die Beine bedeckt lassen usw.).
- Eine Fußpilzerkrankung muß sofort behandelt werden.
- Seien Sie bei der Verwendung von Kosmetika besonders kritisch; alle Mittel, die bei Ihnen eine Allergie verursachen könnten, dürfen nicht mehr benutzt werden (auch eine Allergie provoziert einen vermehrten Blutstrom in das Gewebe).
- Auch Sauna ist bei Lymphödem-gefährdeten Patienten mit einer gewissen Vorsicht zu behandeln; im Zweifel sollten Sie darauf verzichten.
- Kein intensives Sonnenbaden!
- Lassen Sie sich niemals Ihre Beine oder Arme mit einer Knetmassage behandeln. Dies gilt für Venenpatienten und für Lymphödempatienten!
- Patienten, die unter einer Venenschwäche leiden und/oder Lymphödem-gefährdet sind, sollten auch keine Fußbodenheizung benutzen, denn durch die Fuß-Bein-nahe

Wärme wird vermehrt Flüssigkeit in die Beine transportiert und damit eine zusätzliche Belastung der Venen/ Lymphgefäße verursacht.

- Der Lymphödempatient (auch der Gefährdete) muß den verordneten Kompressionsstrumpf oder die Kompressionsbandage genauso wie der Venenpatient tagsüber immer tragen!

Die wichtigsten pflanzlichen Gefäßmittel

Unterstützen die Behandlung

Die Naturheilkunde kennt seit alters her verschiedene pflanzliche Mittel, die sich sehr gut unterstützend für eine Behandlung der verschiedenen Gefäßerkrankungen einsetzen lassen. Es gibt Mittel, die vorwiegend bei venösen Beschwerden eingesetzt werden, andere sind besser geeignet für die Behandlung von arteriellen Beschwerden.

Mistel (Viscum album)

Der kugelige Strauch aus der Familie der Riesenblumengewächse wächst als Schmarotzer (sog. Halbparasit, bildet also selbst Chlorophyll) auf Laubbäumen, Tannen und Kiefern. Verwendet wird das ganze Kraut (Herba Visci).

Bewährtes Therapeutikum

Schon lange gilt die Mistel als mild blutdrucksenkend, andere Autoren sehen in ihr eher ein Antiarteriosklerotikum, also ein Mittel gegen Arteriosklerose. In jedem Fall ist sie ein bewährtes Therapeutikum und als Tee nützlich für Herz und Gefäße.

Teemischung

Der Tee sollte aus 3 Inhaltspflanzen bestehen:

- Mistelkraut zur milden Blutdrucksenkung,
- Weißdorn zur Förderung der Durchblutung insbesondere der Herzkranzgefäße,
- Melisse zur Beruhigung für Herz und Gefäße.

Rp.
Herb. Visci albi
Fol. et Flor. Crataegi
Fol. Melissae aa ad 50,0

(Anweisung für den Apotheker: M. f. spec. D.S.)

Morgens und abends je 2 Teelöffel der Teemischung heiß überbrühen, 10 Minuten ziehen lassen und 1–2 Tassen trinkwarm in kleinen Schlucken trinken.
Ein Tee muß immer langsam genossen werden.

Ginkgo biloba, Ginkgobaum

Sehr gutes Mittel zur Behandlung von Durchblutungsstörungen

Der japanische Tempelbaum wird seit alters her angebaut und kam bereits 1730 nach Europa. Die Pflanze ist eines der besten Mittel zur Behandlung von Durchblutungsstörungen.
Die durchblutungssteigernde Wirkung setzt vor allem im Bereich der mittleren und kleinen Arterien an. Dadurch kommt es zu einer Erhöhung der Fließgeschwindigkeit in den kleinsten Gefäßen, den Kapillaren.

Raucherbein

Anwendungsgebiet der Pflanze ist zum Beispiel das „Raucherbein", eine weit fortgeschrittene Arteriosklerose mit einer eingeschränkten Gehstrecke. Es sind aber auch Wirkungen im Bereich der Gehirndurchblutung beobachtet worden. Die Schwindelerscheinungen gerade älterer Menschen werden deutlich gebessert, aber auch das Erinnerungs- und Konzentrationsvermögen.
Ein weiterer Einsatzort sind Venenerkrankungen.
Gingko-biloba-Präparate mit einer gut dokumentierten Wirksamkeit sind im Handel erhältlich und können vom Heilpraktiker oder Arzt verordnet werden.

Weißdorn (Crataegus)

Weißdorn ist ein weitverbreiteter Strauch unserer Wälder. Die Pflanze hat sich in den letzten Jahren zu einem der meistgebrauchten Herzmittel entwickelt. Weißdornpräparate wirken hauptsächlich in 3 Anwendungsbereichen:

Anwendungsbereiche

- Verbesserung der Durchblutung der Herzkranzgefäße;
- Normalisierung des Blutdrucks, ohne allerdings direkt blutdrucksenkend zu sein. Die Senkung des Blutdrucks kommt vielmehr durch die durchblutungsfördernde Wirkung im Bereich der Herzkranzarterien (Stärkung des Herzmuskels) zustande;
- Anwendung bei Herzrhythmusstörungen.

Weitere Heilanzeigen sind die degenerativen Herzerkrankungen, also vor allem Angina-pectoris-Beschwerden und die Koronarsklerose (Arteriosklerose des Herzens).

Teemischung

Anwendung für den Hausgebrauch findet der Weißdorn-Herztee

Rp:
Flores Crataegi
Folia Crataegi
Folia Melissae
aa ad 50,0
M. f. spec. D.S.

1–2 Teelöffel auf 1 Tasse Wasser, heiß übergießen, 10–15 Minuten ziehen lassen. Morgens und abends je 1–2 Tassen trinken.
Im Handel sind außerdem eine Reihe von guten Weißdornpräparaten erhältlich. Fragen Sie Ihren Heilpraktiker, Arzt oder Apotheker.

Arnika (Arnica montana)

Diese alte Heilpflanze wird auch häufig *Bergwohlverleih* genannt. Mit der Arnika ist es wie mit vielen bekannten und früher hochgeschätzten Arzneipflanzen gegangen: Gegen Ende des 19. Jahrhunderts geriet ihre Heilkraft immer mehr in Vergessenheit; zu faszinierend waren die Erfolge der chemisch orientierten modernen Medizin zu Beginn des 20. Jahrhunderts. Heutzutage wissen wir wieder die guten Heilerfolge von Arnikazubereitungen zu schätzen.

Heilanzeigen

Eine besondere Heilanzeige sind Blutergüsse (Hämatome), außerdem „offene Beine" (Ulcus cruris) oder Arnika als eine Gurgelmischung bei chronischen Halsbeschwerden. Allen diesen Heilanzeigen ist gemein, daß sie Krankheitsbilder beschreiben, die mit einer schlechten Durchblutung verbunden sind. Offensichtlich hat Arnika also eine besondere Wirkung auf die Blutgefäße.
Schon von Goethe ist bekannt, daß er sich gerne einen Arnikatee zubereiten ließ, wenn er Herzbeschwerden verspürte.
Aber: Arnika innerlich eingenommen verursacht leicht Magenschmerzen, auch ist Arnika in hohen Dosen nicht ohne

Risiko! Hohe Dosen führen zu Vergiftungserscheinungen mit Schwindel, Zittern, Herzrasen und Herzrhythmusstörungen. Vor der innerlichen Anwendung ist daher immer der Arzt, Heilpraktiker oder Apotheker zu befragen.

Sollte in keiner Hausapotheke fehlen

In keiner Hausapotheke sollten aber Arnikatinktur und Arnikasalbe fehlen!

Steinklee (Melilotus officinalis)

Dies ist eine häufig anzutreffende Pflanze der Wald- und Wiesenränder. Beim Trocknen entwickelt sie, ähnlich dem Waldmeister und dem Ruchgras, den Kumaringeruch.

Typisches Venenmittel

Der Steinklee ist ein typisches Venenmittel. Die Anwendung erfolgt bei Varizen (Krampfadern) und bei Thrombophlebitis (entzündliche Erkrankung der Venen mit Verschlußneigung) innerlich.

Ideal sind verschiedene Venenpräparate, die Steinklee bereits enthalten. Aber auch ein Tee kann zur Unterstützung der Behandlung getrunken werden.

Tee

2 Teelöffel Kraut auf 1 Tasse Wasser geben, überbrühen und 10 Minuten ziehen lassen; 4- bis 5mal täglich 1 Tasse warm trinken.

Ein Fertigmedikament mit dem Inhaltsstoff Steinklee und einer gut dokumentierten Wirkung bci Venenleiden ist z. B. *Venalot* (Fa. Schaper & Brümmer)

Roßkastanie (Aesculus hippocastanum)

Wertvolles Venenmittel

Die Roßkastanie liefert über ihren Samen, die bekannte glänzend glatte Kastanie, ein wertvolles und bewährtes Venenmittel. Die Zahl der guten Roßkastanienpräparate ist mittlerweile sehr groß geworden.

Abdichtung der kleinen Gefäße

Die wirksamen Stoffe aus der Roßkastanie werden über eine besondere Verarbeitungsform aus der Kastanie gewonnen. Die Wirkung auf das Venensystem besteht vor allem in einer „Abdichtung" der kleinen Gefäße. So wird das gerne im Gefolge einer Venenerkrankung auftretende Ödem (krankhafte Flüssigkeitsansammlung im Gewebe) verhindert oder zumindest eingeschränkt.

Salbe über die Krampfadern reiben

Morgens wird eine Salbe vorsichtig (!) über die Krampfadern gerieben. Dann wird das Bein mit einer speziellen teilelastischen Binde gewickelt oder besser: Der verordnete Kompressionsstrumpf wird angezogen. Gleichzeitig wird morgens und abends ein Roßkastanienpräparat eingenommen (z. B. *Venoplant, Venostasin* u. a.).
Die Roßkastanienextrakte werden nicht nur innerlich, sondern auch äußerlich in Form von Salben und Gelees verwendet (z. B. *Reparil- Gel*).

Raute (Ruta graveolens)

Dies ist eine strauchartige Pflanze, die aus dem Mittelmeerraum stammt und bei uns in Gärten als Zierpflanze zu finden ist. Der Raute wird eine besondere Wirkung auf das Venensystem zugeschrieben.

Tee

Verwendung findet sie als Tee: 2 Teelöffel Herba Rutae hortensis in 1 Tasse Wasser geben, heiß überbrühen und 15 Minuten ziehen lassen. 3mal täglich 1–2 Tassen trinken.
Es gibt auch Fertigmedikamente, so z. B. *Rutinion-Tabletten* (Rhein-Pharma).

Anhang

Die Ernährung des Gichtkranken

Wie beuge ich über die Nahrung der Gicht vor?

Früchte und Fruchtsäfte:
Geeignet sind:
frisches Obst,
ungezuckertes Tiefkühlobst,
ungezuckerte Fruchtschnitten.
Nur bedingt geeignet sind:
Fruchtnektare,
gezuckte Produkte aus Früchten,
Obstkonserven!

Gemüse, Hülsenfrüchte, Gemüsesäfte:
Geeignet sind:
Frischkost
Sauerkraut,
frisches Gemüse,
Gemüsesäfte (aus dem Reformhaus).
Nur bedingt geeignet sind:
Gemüsekonserven,
Hülsenfrüchte.

Kartoffeln:
Geeignet sind:
Kartoffeln.
Nur bedingt geeignet sind:
Kartoffelprodukte (Pommes frites, Kartoffelpuffer, Kartoffelchips usw.).

Getreide und Getreideprodukte:
Geeignet sind:
Vollkornprodukte,
Naturreis,
Hirse und andere Getreidesorten,
ungezuckerte Fertigmüslis.

Nur bedingt geeignet sind:
gezuckerte Fertigmüslis,
Weißmehlprodukte,
geschälter Reis,
Grieß.

Brot:
Geeignet ist:
Knäckebrot,
Vollkornbrot,
Vollkornkuchen,
alles aus dem vollen Korn.
Nur bedingt geeignet sind:
Torten (aber wirklich nur sehr bedingt!)
Weißbrot,
Weißmehlprodukte.

Sojaprodukte:
Geeignet sind:
Tofu,
Sojagetränke
Bedingt geeignet sind:
Sojabohnen,
Sojamehl,
Sojaflocken,
Sojatrockenfleisch,
Sojakonserven.

Eier, Milch und Milchprodukte:
Geeignet sind:
Frischmilch,
Quark und Schichtkäse,
Käse,
Eier,
Sahne,
Bedingt geeignet ist:
die sog. Sterilmilch, also ultrahocherhitzte „haltbare" Milch, Kondensmilch.

Fleisch und Fleischerzeugnisse:
Geeignet: meines Erachtens kein Produkt!

Bedingt geeignet ist:

Wurst,

Fleisch (siehe dazu auch Einleitung zum Thema Gicht)

Abzulehnen sind:

Innereien,

geräuchertes und gepökeltes Fleisch,

Fleischkonserven.

Fisch:

Bedingt geeignet sind:

See- und Flußfische (Umweltbelastungen?!)

Abzulehnen sind:

Hering,

Bückling,

Hummer,

Krabben,

Räucherlachs,

Muscheln,

Ölsardinen,

Sprotten,

Fischkonserven.

Fette und Öle:

Geeignet sind:

nichtraffinierte Pflanzenöle,

kaltgepreßte, ungehärtete Pflanzenfette und Pflanzenmargarine mit einem hohen Anteil an kaltgepreßten, nichtraffinierten Pflanzenölen,

Butter ist zu empfehlen, auch wenn Butter immer wieder einmal in der Presse als schädlich dargestellt wird. Butter wird aus Milch hergestellt, stammt also von einem lebenden Tier. Anders ist es bei manchen Margarinesorten, die zu einem großen Teil nur durch Chemie „zusammengehalten" werden. Butter ist da sicher die gesündere Alternative.

Bedingt geeignet sind:

Kokosfett,

Backfette,

Bratfette, sofern diese gehärtet sind,

Schmalz.

Brotaufstriche:

Geeignet sind:

Tofuaufstriche,

Honig,
Apfelkraut,
Pflaumenmus,
Hagebuttenmus,

Bedingt geeignet sind:
Pasteten mit Hefezusatz,
Konfitüren und
Marmeladen,

Abzulehnen sind:
Hefeextrakte.

Süßigkeiten:

Geeignet sind:
Honig,
Ahornsirup,
Frucht- und Nußschnitten.

Bedingt geeignet sind:
Rohr- und Rübenzucker,
Traubenzucker,
Fruchtzucker,
Süßwaren,
Süßstoffe.

Salz und andere Gewürze:

Geeignet sind:
Trockengewürze,
Zitronensaft,
Obstessig,
Weinessig,
Rohzwiebel,
Knoblauch (roh),
Meerrettich.

Bedingt geeignet sind:
Meersalz,
andere Salzformen,

Abzulehnen sind:
Fleischextrakte,
Hefeextrakte,
Hefeflocken.

Getränke:
Geeignet sind:
- Früchtetees,
- Kräutertees,
- Fruchtsäfte,
- Gemüsesäfte,
- gutes Mineralwasser (z. B. Volvic).

Bedingt geeignet sind:
- Bohnenkaffee,
- Kakao,
- schwarzer Tee.

Alkohol:
Geeignet ist Alkohol sicher nicht!
Bedingt, also in geringen Mengen, gestattet sind:
- Bier, Wein, Sekt.

Abzulehnen sind:
- Spirituosen.

Fettgehalt (Gramm) in Nahrungsmitteln

(Die Angaben beziehen sich auf 100 g der aufgeführten Nahrungsmittel.)

Fleisch und Wurstwaren:

Wurst:	
Mettwurst (Braunschweiger Art)	52,0
Salami (deutsche)	50,0
Leberwurst	41,5
Knackwurst	34,0
Lyoner	29,0
Leberpastete	29,0
Fleischwurst	27,0
Cornedbeef (deutsch)	6,0
Fleischkäse	22,0
Schweineschinken (gekocht)	21,0
Fleisch:	
Kalbfleisch (Brustbereich)	6,0
Schweinefleisch (Schnitzel)	8,0

Schweinefleisch (Filet)	10,0
Schweinefleisch („Eisbein“)	22,0
Rindfleisch (Brustbereich)	21,0
Rindfleisch (Filet)	4,5

Grundsätzlich sollten Sie als Verbraucher mit dem Verzehr von Fleisch sehr zurückhaltend sein.

Wild:

Hase	3,0	Reh	3,5

Geflügel:

Gans	30,0	Ente	16,0
Brathuhn	5,5	Suppenhuhn	20,0

Fisch:

Heilbutt, Kabeljau, Schellfisch, Seezunge, Goldbarsch, Felchen haben im Durchschnitt einen Fettgehalt von 2–5,5 g.

Ölsardinen	15,0
Thunfisch (in Öl)	21,0
Aal	24,5
Hering	15,0
Austern	1,0
Miesmuschel	1,5

Muscheln sollten nur in geringen Mengen verzehrt werden. Sie reichern Schwermetalle und andere toxische Substanzen ein.

Milch und Milchprodukte:

Kuhmilch (Vollmilch) mit mind. 3,5 % Fett		3,5–4,0 g
Sahne (10 % Fett)	10,0	
Magermilch (entrahmte Milch)	0,1	
Joghurt (fettarm) 1,5 % Fett	1,5	
Buttermilch	0,5	
Quark (20 % Fett i. d. Tr.)	5,0	
Käse:		
Hartkäse (45 % Fett i. d. Tr.)		30,0
Doppelrahmschnittkäse (60 % Fett i. d. Tr.)		30,0
Weichkäse (45 % Fett i. d. Tr.)		20,0

Hühnereier:

Eigelb	32,0
Eiweiß	0,2
Gesamtei	11,0

Süßspeisen und Süßigkeiten:

Schokolade (Milchschokolade)	35,0
Torten und Kuchen	10,0–45,0
Marzipan	25,0
Nougat	25,0

Cholesteringehalte (Milligramm) in Nahrungsmitteln

(Alle Angaben bezogen auf 100 g des Nahrungsmittels)

Lebensmittel mit einem hohen Gehalt an Cholesterin
(über 200 mg/100 g des Nahrungsmittels)

Hirn	3100
Eigelb	1500
Nieren	380
Butter	260

Mittlere Cholesterinwerte
(100–200 mg/100g des Nahrungsmittels)

Krabben	160
Herz	140
Sahne	120
Wurst (Durchschnitt)	100
Schmalz	107

Niedrige Cholesterinwerte
(unter 100 mg/100 g des Nahrungsmittels)

Rindfleisch (mager)	100
Kalbfleisch (mager)	90
Hering	80
Rotbarsch	70
Hammel	60
Vollmilch	10
Margarine	0

Register

Gesamtprogramm

Altchinesische Heilungswege – *Das Handbuch der fernöstlichen Naturheilkunde,*
von Kai Uwe Frank
3. Aufl., 222 Seiten, 66 Abb., kart.,
ISBN 3-926955-29-5
DM 24,80 ÖS 194,– SFr 26,10

Mehr leisten ohne Tabletten – *Das 10-Wochen-Fitneßprogramm,*
von Gerhard Leibold
160 Seiten, 10 Zeichn., kart.,
ISBN 3-926955-31-7
DM 18,80 ÖS 147,– SFr 20,–

Magnetfeldtherapie – *Schmerzen lindern – natürlich und ohne Nebenwirkungen,*
von Karl-Heinz Hanusch
5., erweiterte Aufl., 99 Seiten, 7 Fotos, kart.,
ISBN 3-926955-32-5
DM 18,80 ÖS 147,– SFr 20,–

Spurenelemente – *So helfen sie Ihrer Gesundheit,*
von Dr. med. Andrew Stanway
78 Seiten, kart.,
ISBN 3-926955-33-3
DM 16,80 ÖS 131,– SFr 17,90

Diabetes naturheilkundlich behandeln – *Alternativen zur Insulintherapie,*
von Jutta Plath
131 Seiten, 27 Abb., kart.,
ISBN 3-926955-34-1
DM 19,80 ÖS 155,– SFr 21,–

Der Blitz aus heiterem Himmel – *Mein Leben mit Epilepsie,*
von Hannelore Bichler
4. Aufl., 82 Seiten, kart.,
ISBN 3-926955-35-X
DM 18,80 ÖS 147,– SFr 20,–

Mit 40 schon an 60 denken – *Fit und gesund bis ins hohe Alter,*
von Gerhard Leibold
149 Seiten, kart.,
ISBN 3-926955-36-8
DM 19,80 ÖS 155,– SFr 21,–

Das heilende Fasten – *So stärken Sie Ihr Wohlbefinden,*
von Dr. med. Otto Buchinger und Dr. med. Andreas Buchinger
7. Aufl., 130 Seiten, kart.,
ISBN 3-926955-37-6
DM 18,80 ÖS 147,– SFr 20,–

Das Anti-Rheuma-Buch – *Vorbeugen, bessern, heilen – Empfohlen vom Rheuma-Hilfswerk Deutschland e.V.,*
von Ulrike Gabs
96 Seiten, 60 meist vierfarbige Abb., kart.,
ISBN 3-926955-38-4
DM 19,80 ÖS 155,– SFr 21,–

Rückenschmerzen lindern – *Vorbeugen und behandeln mit Naturheilkunde,*
von Paul Mohr
3. Aufl., 161 Seiten, 43 Abb., kart., ISBN 3-926955-39-2
DM 18,80 ÖS 147,– SFr 20,–

Leben mit Asthma, Bronchitis, Emphysem,
von Professor Dr. med. Linus Geisler
3. Aufl., 174 Seiten, 37 Abb., kart.,
ISBN 3-926955-40-6
DM 24,80 ÖS 194,– SFr 26,10

Gesunde Darmflora – *Selbsthilfe bei Dysbiose und anderen Darmerkrankungen,*
von Gerhard Leibold
3. Aufl., 124 Seiten, Zeichn., kart.,
ISBN 3-926955-41-4
DM 18,80 ÖS 147,– SFr 20,–

Schöne Heilbäder in Deutschland – *Therapien, Unterkunft, Freizeit, Sport, Kultur,*
von Dr. Gerhard Eckert
2., überarb. Aufl., 180 Seiten, 60 Fotos, kart.,
ISBN 3-926955-42-2
DM 24,80 ÖS 155,– SFr 21,–

Frauwerden – *Was Mädchen schon immer über Menstruation, Sexualität und Schwangerschaft wissen wollten,*
von Dr. med. Wolfgang Cyran
2. Aufl., 174 Seiten, 45 Abb., kart.,
ISBN 3-926955-45-7
DM 19,80 ÖS 155,– SFr 21,–

Männerkrankheiten – *Vorbeugung und Therapie der Prostataleiden,*
von Gerhard Leibold
2. Aufl., 114 Seiten, Zeichnungen, kart.,
ISBN 3-926955-46-5
DM 19,80 ÖS 155,– SFr 21,–

Heilen mit Wasser – *Güsse, Bäder, Wickel, Packungen, Wärme und Kälte,*
von Michael Anderson
mit einem Nachwort von Prof. Dr. med. Klaus Miehlke
162 Seiten, 64 Abb., kart.,
ISBN 3-926955-47-3
DM 19,80 ÖS 155,– SFr 21,–

Sanfte Hilfen für die Seele – *Homöopathische Therapien bei Angst, Depression und anderen psychischen Störungen,*
von Gerhard Leibold

Dr. Werner Jopp Verlag Wiesbaden

2. Aufl., 141 Seiten, kart.,
ISBN 3-926955-48-1
DM 19,80 ÖS 155,– SFr 21,–

Milchfrei leben – glutenfrei leben – *Ratgeber für Laktoseintoleranz und Zöliakie – Mit über 100 Rezepten,*
von Nora Kircher
empfohlen von der Dt. Zöliakie-Gesellschaft,
3. Aufl., 90 Seiten, kart.,
ISBN 3-926955-49-X
DM 18,80 ÖS 147,– SFr 20,–

Neurodermitis – *Ganzheitstherapie für Körper und Seele,*
von Gerhard Leibold
empfohlen vom Deutschen Neurodermitiker Bund e. V.
132 Seiten, kart.,
ISBN 3-926955-50-3
DM 19,80 ÖS 155,– SFr 21,–

Tarot – *Ihr innerer Spiegel – Lebenshilfe aus dem Unbewußten,*
von Dr. Klaus D. Biedermann
2. Aufl., 173 Seiten, 96 Abb., kart.,
ISBN 3-926955-51-1
DM 24,80 ÖS 194,– SFr 26,10

Die Kunst des Seins – *Eine praktische Lebenshilfe,*
von Dr. Klaus D. Biedermann
2. Aufl., 98 Seiten, kart.,
ISBN 3-926955-52-X
DM 19,80 ÖS 155,– SFr 21,–

Nie wieder erkältet – *So helfen Heilpflanzen und bewährte Familienrezepte,*
von Oliver Clark
82 Seiten, kart.,
ISBN 3-926955-53-8
DM 18,80 ÖS 147,– SFr 20,–

Arterien- und Venenleiden erfolgreich behandeln – *Arteriosklerose, Krampfadern, Thrombose,*
von Michael Anderson
ca. 160 Seiten, Zeichnungen, kart.,
ISBN 3-926955-54-6
DM 19,80 ÖS 155,– SFr 21,–

Gesund durch Entsäuerung – *Das Säure-Basen-Gleichgewicht wiederherstellen und erhalten,*
von Harald Hosch
4. Aufl., 140 Seiten, Zeichnungen, kart.,
ISBN 3-926955-55-4
DM 19,80 ÖS 155,– SFr 21,–

Blasen- und Nierenerkrankungen – *Symptome, Ursachen, erfolgreiche Naturheilverfahren,*
von Gerhard Leibold
118 Seiten, Zeichnungen, kart.,
ISBN 3-926955-56-2
DM 19,80 ÖS 155,– SFr 21,–

Colon-Hydro-Therapie – *Chronische Krankheiten durch Darmsanierung heilen,*
von Manfred A. Ullrich
2. Aufl., 90 Seiten, Zeichnungen, kart.,
ISBN 3-926955-57-0
DM 18,80 ÖS 147,– SFr 20,–

Schmerzen lindern – *Ursachen durch Ganzheitstherapie heilen,*
von Gerhard Leibold
138 Seiten, kart.,
ISBN 3-926955-58-9
DM 19,80 ÖS 155,– SFr 21,–

Cholesterinarm leben – *Praktischer Ernährungsratgeber bei zu hohen Blutfettwerten – Mit über 100 Rezepten,*
von Nora Kircher
105 Seiten, Zeichnungen, kart.,
ISBN 3-926955-59-7
DM 18,80 OS 147,– SFr 20,–

Wohlbefinden durch Duft-Qigong – *Die Wiederentdeckung der chinesischen Heilgymnastik*
von Wenchu Jin und Dorothea Morlock
79 Seiten, 88 Fotos, 18 Zeichn., kart.,
ISBN 3-926955-60-0
DM 19,80 ÖS 155,– SFr 21,–

Kinderkrankheiten – *Homöopathische Hilfen und Hausmittel,*
von Anne Millich
4., überarbeitete Aufl., 137 Seiten, Zeichn., kart.,
ISBN 3-926955-68-6
DM 19,80 ÖS 155,– SFr 21,–

Tinnitus lindern durch Laserlicht – *Die neue Kombinationstherapie bei Ohrgeräuschen, Hörsturz und Gleichgewichtsstörungen,*
von Dr. med. Lutz Wilden und Michaela Fritsch
106 Seiten, Abbildungen, kart.,
ISBN 3-926955-69-4
DM 18,80 ÖS 147,– SFr 20,–

Vorsicht Lebensmittel! – *Praktische Hilfen für Ihr Kaufverhalten – Übersicht: Gesund und umweltfreundlich einkaufen*
von Gerhard Leibold
154 Seiten, kart.,
ISBN 3-926955-71-6
DM 19,80 ÖS 155,– SFr 21,–

Dr. Werner Jopp Verlag Wiesbaden